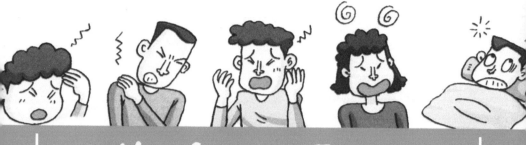

질병을 치료하는
식이요법
길라잡이

편저 대한건강증진치료연구회

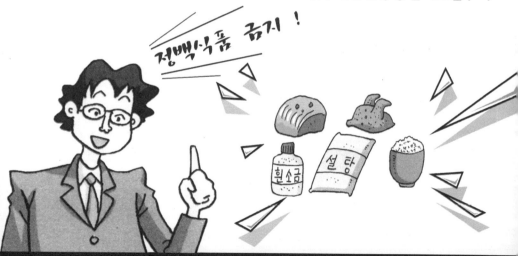

법문북스

의학의 연구는 점차 세분화되어가고 최신 의학의 발달로 많은 사람들이 발달된 의학의 혜택을 받고 있습니다.

이런 시대에 식이요법의 치료방법이 우리 가정에서 행하여 지고 있는 것은 우리 조상들의 경험과 지혜로 처방하여 뛰어난 효과를 보아왔던 것이 전해져 내려온 것입니다.

藥食一如〈약과 음식은 하나다〉라고 하였습니다. 약으로 치료할 수 있는 병은 식이요법의 음식으로도 치료할 수 있다는 것을 예로부터 전해내려온 것입니다.

이 책은 모든 병으로 고생하시는 이들을 위해서 각종 병들의 증세와 치료방법 등을 서술해 놓았습니다. 많은 분들의 예방과 치료에 많은 도움이 되었으면 하는 바램입니다.

차 례

현대의 위험 질병과
식이요법

고혈압을 치료하는 식이요법

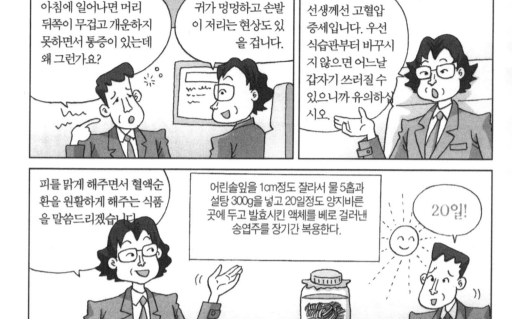

현대인의 질병이라 불리는 고혈압은 서구화된 식습관과 운동 부족으로 늘어가고 있는 질환 중에 하나이다. 고혈압의 근원은 체질에 의한 원인과 생활환경 및 유전에 의한 생리학적 원인으로 살펴 볼 수 있다.

혈액순환의 장애로 인한 손발의 저림과 뇌 속 혈관 장애로 인하여 일상생활에서 각종 증세가 나타나는 데 간단히 설명하면 다음과 같다.

먼저 아침에 일어나면 머리 뒤쪽이 무거우며, 머리가 개운하지 못하고 통증이 있다. 뇌 속의 혈액이 활발치 못하여 귀가 멍

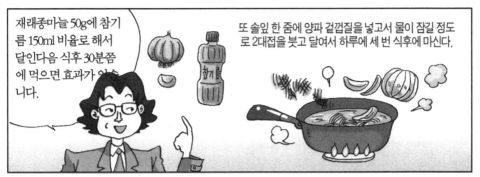

재래종마늘 50g에 참기름 150ml 비율로 해서 달인다음 식후 30분쯤에 먹으면 효과가 있습니다.

또 솔잎 한 줌에 양파 겉껍질을 넣고서 물이 잠길 정도로 2대접을 붓고 달여서 하루에 세 번 식후에 마신다.

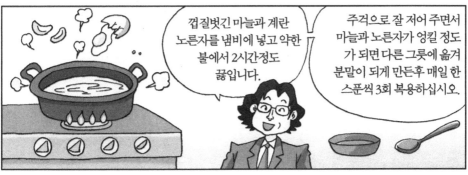

껍질벗긴 마늘과 계란 노른자를 냄비에 넣고 약한 불에서 2시간정도 끓입니다.

주걱으로 잘 저어 주면서 마늘과 노른자가 엉킬 정도가 되면 다른 그릇에 옮겨 분말이 되게 만든후 매일 한 스푼씩 3회 복용하십시오.

멍하고 앞서 말한 바와 같이 손발이 저린다. 또한 산성식품을 과다 섭취하여 주로 오는 비만증 및 환절기로 인한 스트레스 긴장, 감정의 동요 등으로 갑자기 얼굴이 창백해지기도 한다.

고혈압은 하나의 자체 질병이기 보다 심장병 및 신장병, 동맥경화, 당뇨병, 임신중독, 갱년기 장애, 뇌 등의 이상으로 오는 증세도 있다. 예를 들면 담배의 니코틴 원인으로 혈당치가 서서히 변하여 혈압이 상승하는 것이다. 또한 술로 인하여 흥분 또는 감정이 높아져 자제력을 잃고 피로, 불면증, 빈혈 등의 증세로 나타날 수 있다.

(1) 고혈압 식이요법의 기본수칙.

혈압을 낮추기 위해 고혈압치료제를 복용하면서 식이요법을 꾸준히 실천하는 것이 좋다. 식이요법은 6개월 정도 실시하며 6개월 만에 완쾌에 가깝게 된다.

◐ 혈압과 염분은 밀접한 관계가 있으므로 혈압의 정도에 따라 염분섭취를 제한해야 한다. 짜게 먹는 식습관은 고혈압의 원인이 되기도 하므로 염분농도가 높은 음식 섭취를 줄인다. 1일 10mg 이상 섭취는 해롭다.

하루 평균 염분섭취량을 평소 식사의 반으로 제한하면 고혈압은 거의 발생하지 않음.

 -중증의 고혈압 : 염분 2g 이하로 제한(된장, 간장등의 식품내 함유량)

 -경증의 고혈압 : 염분 10g 이하로 제한

◐ 체중과 혈압은 대체로 정비례하므로 체중을 감소하면 혈압은 그만큼 떨어진 다. 비만인 사람은 정상인보다 고혈압 발생률이 3배나 높기 때문에 단계적으로 칼로리를 감소하여 체중을 줄이도록 한다. 단, 금식은 피한다.

체중만 줄이고 염분을 제한하지 않은 경우에도 환자의 75%가

정상이 될 수 있다.

◐ 마른 사람은 표준체중을 항상 유지하도록 한다. ;
표준 체중 = (신장 − 100) x 0.9

◐ 탄수화물 : 단백질 : 지방의 구성은 65%:15%:20%로 하며
동물성 지방의 감소를 목적으로 감식을 실천한다. 감식을 시작
한지 1주일 이내에 현기증이나 무력감을 느낄 경우, 혈압이 급
격히 떨어지거나 탈수현상이 일어날 수 있으므로 수분 량을 평
소보다 늘려서 섭취한다. 동물성 지방은 콜레스테롤이 들어 있
으므로 되도록 적게 먹는 것이 좋다.

◐ 살이 빠지도록 음식섭취를 제한하거나 한꺼번에 과식을 하
면 식후, 일시적으로 혈압이 오를 염려가 있으므로 유의한다.
과음, 과식을 피하면서 식사를 정량의 80%만 섭취한다.

◐ 단백질을 충분히 섭취하되, 동물성 단백질은 제한한다.
단백질의 충분한 섭취는 식염의 혈압상승을 억제한다.
단백질이 부족하면 고혈압에서 뇌졸중으로 진전될 확률이 높
다.

◐ 칼륨과 칼슘을 적극적으로 섭취한다. 이들은 식염에 의한 혈압상승을 억제하며, 칼슘부족은 혈액의 산성화를 초래 한다. 음식을 짜게 먹어 고혈압이 되었을 때는 칼륨을 섭취하면 혈압이 내려간다.

◐ 야채나 해초 등의 식물섬유를 섭취한다. 식물섬유는 식염에 의한 혈압상승을 어느 정도 억제할 수 있다.

◐ 1일 3회씩 일정한 시간에 식사를 하되 즐거운 기분으로 한다.

◐ 당분의 과잉섭취를 피하도록 한다. 흰 설탕 등 단것을 과식하면 혈관을 노화시켜 혈액순환에 영향을 미치게 된다.

◐ 음식을 싱겁게 해먹고 특히, 짠 음식은 피해야 한다. 음식에는 소금대신 대용 소금, 무염, 간장, 식초, 레몬, 겨자, 후추 등을 사용해도 좋다.

◐ 비타민, 미네랄을 많이 섭취하여 신체의 생리작용을 조정한다. 비타민 A, B1, B2, B6 함유식품을 충분히 섭취하는 것이 바람직하다.

◑ 남성은 1,600Kcal 전후, 여성은 1,400Kcal 전후로 열량을 섭취하고 한 달에 1-2kg 정도의 감량을 목표로 한다.

◑ 음식물에는 화학조미료를 넣지 말고, 생선 섭취 시에는 지방이 많은 것을 피 한다.

◑ 3개월간 채식을 영양적으로 균형 있게 섭취하도록 한다.

◑ 몸 안의 효소작용을 높이기 위해, 채소에 묻은 농약은 잘 씻어내어 사용하고, 방부제 함유식품, 항생제 등을 피한다.

◑ 고혈압을 치료하는 동안에는 금주하는 것이 좋으며, 불가피한 경우, 소량 마신다.

◑ 염분을 많이 섭취한 경우는 물을 많이 마셔서 소변을 통해 배출시키도록 한 다.

◑ 야간에 소변을 자주 보는 경우에는 실내 화장실을 이용하도록 한다. 외부의 찬 공기를 갑자기 쏘이면 혈관수축으로 혈압상승이 올 수 있으므로 주의한다.

◐ 고혈압 환자가 술, 담배, 커피를 과다하게 먹는 것은 극히 나쁘며, 음주 후의 섹스는 자살행위이다. 특히, 얼굴색이 변하거나 숨 가쁨, 가슴 울렁거림 등은 심장에 무리가 오는 것이므로 금주해야 한다.

◐ 6개월간 식이요법을 실천하여 혈압이 정상화되더라도 하루 10kg 이하로 염분을 억제한다.

(2) 적극 먹어야 할 것들

1) 주식 – 쌀밥대신 보리밥, 조밥, 빵 등

2) 칼륨함유식품 – 사과, 호박, 감자, 무

3) 단백질함유식품 – 생선, 계란, 두부, 순두부, 두유, 비지, 우유, 유제품

4) 식물섬유식품 – 녹황색채소, 야채샐러드, 해초, 과일, 감귤류, 깨 무침

5) 고혈압예방식품 – 다시마, 김, 미역, 땅콩

6) 비타민(B1, B2, B6) 함유식품 – 콩류, 효모, 탈지유, 마늘, 부추, 파

7) 김치는 물김치, 겉절이를 먹고, 장아찌 대신 신선한 채소를 먹는다.

8) 혈압강하식품 – 표고버섯, 가지, 굴, 인삼, 메밀

9) 곡류 및 차 – 잡곡, 현미, 율무, 생강차, 인삼차

(3)먹지 말아야 할 것들

1) 소금이 많이 함유된 식품 – 김치, 젓갈류, 장아찌, 게, 새우, 조개, 간장, 된장, 고추장

2) 육류 – 쇠고기, 돼지고기 (비계, 내장), 간, 햄, 베이컨 (중증의 고혈압일 때), 소시지, 생선묵

3) 카페인, 지방함유식품 – 커피, 홍차, 버터, 마가린, 쇼트닝, 치즈

4) 곡류 – 팥, 강낭콩(중증의 고혈압일 때), 호도, 잣, 참깨, 백미, 정맥분

5) 어패류 – 대구(중증의 고혈압), 삼치, 조개류, 정어리, 오징어, 문어 말린 것).

6) 기 타 – 흰 설탕, 난황, 국수, 우동국물

(4) 민간요법으로 하는 식이요법

일반적으로 고혈압에 좋은 식품은 피를 맑게 해주고 혈액 순환을 원활하게 해주는 식품이다. 이에 해당하는 식품들로는 다시마, 느티나무, 벽오동, 쑥, 마늘, 두릅나무, 양파, 솔잎 등을 들 수 있다.

피를 맑게 해주는 식품을 기본으로 민간에서 활용되고 있는 간단한 식이 요법에 대하여 알아보면 다음과 같다.

● 다시마를 깨끗이 씻어 날것으로 먹어도 효과가 있다. 그러나 말린 다시마와 찹쌀을 섞어 만든 가루에 꿀을 혼합해 콩알만한하게 만들어 두었다가 1회에 3-4알씩 1일 2회 복용한다.

● 느티나무의 꽃, 열매를 말려 1일 1회에 10g씩 물 4홉으로 반이 되게 달여서 1-2주일 마시도록 한다.

● 벽오동의 잎사귀를 말려 달여 주고 차대신 따뜻하게 마신다.

● 응달에 말린 두릅나무의 가지를 달여서 1개월 정도 마신다.

● 양파를 가루로 만들어 평소에 먹으면 고혈압, 동맥경화에

효험이 강하다.

● 어린 솔잎을 깨끗이 씻은 것을 하루에 50-100개씩 1-2년 간 씹어 먹으면 특효가 있다. 그러나 솔잎을 1cm정도 잘라서 물 5홉과 설탕 300g을 넣고 20일 정도 양지바른 곳에 두고 발효시킨 액체를 베로 걸러 낸 송엽주를 장기 복용하면 더욱 효과가 커질 것이다.

● 쑥의 날 잎에 물을 조금씩 부어가며 생액을 만들어 헝겊으로 짜서 한 사발 마시도록 한다. 또한 이질풀을 그늘에 말려 20-30g씩 수시로 달여 먹는다.

● 간식 등으로 미역을 날것으로 씹어 먹는다.

● 솔잎 한 줌에 양파 겉껍질을 넣고서 충분히 잠길 정도로 물 2대접을 붓고 달인다. 이것을 하루 세 번 식후에 마신다. 양파는 포도당, 과당, 회분, 비타민 성분 등이 들어 있고 그 겉껍질에는 칼스친이라는 성분이 있어서 고혈압과 동맥경화에 도움이 된다.
  열이 나고, 아침과 저녁으로 머리가 무겁고 어지러우며 가슴이 두근거리면 달인 마늘을 먹으면 효과가 있다. 마늘은 재래

종이 좋으며 참기름을 넣고 달이도록 한다. 먹는 시간은 식후 30분쯤이 좋으며, 마늘을 달일 때에는 마늘 50g에 참기름 150ml정도로 비율을 맞추도록 한다.

● 껍질 벗긴 마늘과 계란 노른자를 냄비에 넣고 약한 불에서 2시간쯤 끓인다. 이때 냄비 바닥에 눌어붙을 염려가 있으므로 주걱으로 잘 저어 준다. 그런 식으로 계속 가열하여 마늘과 계란 노른자가 엉킬 정도가 되면 다른 용기로 옮겨 분말이 되게 만든다. 이것을 매일 한 스푼씩 3회 복용하면 혈압이 안정된다.

동맥경화를 치료하는 식이요법

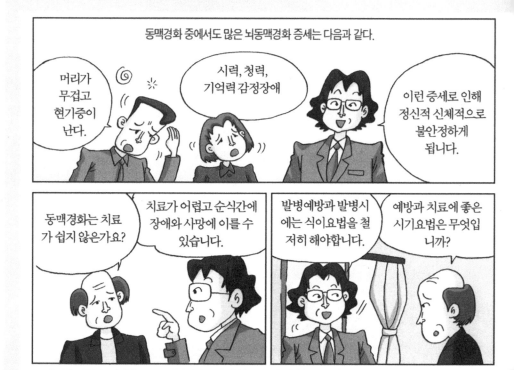

고혈압과 마찬가지로 혈관 장애로 인하여 발생하는 동맥경화
는 심장에 장애를 일으켜 신장까지 기능저하를 일으키게 하는
관상동맥경화증과 위장을 찌르는 듯 한 통증을 주는 위장동맥
경화증 등으로 구분된다. 동맥경화 중에서도 대체로 많은 뇌동
맥경화 증세는 머리가 무겁고 현기증, 시력, 청력, 기억력, 감
정 장애 등을 유발시켜 정신적, 신체적으로 불안정하게 만든
다. 한번 발병되면 치료가 쉽지 않고 순식간에 장애와 사망에
이를 수 있는 질병인 만큼 발병 예방과 발병 시에는 식이 요법

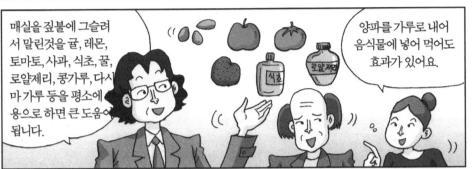

매실을 짚불에 그슬려서 말린것을 귤, 레몬, 토마토, 사과, 식초, 꿀, 로얄제리, 콩가루, 다시마 가루 등을 평소에 용으로 하면 큰 도움이 됩니다.

양파를 가루로 내어 음식물에 넣어 먹어도 효과가 있어요.

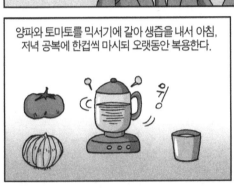

양파와 토마토를 믹서기에 갈아 생즙을 내서 아침, 저녁 공복에 한컵씩 마시되 오랫동안 복용한다.

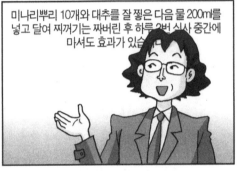

미나리뿌리 10개와 대추를 잘 찧은 다음 물 200ml를 넣고 달여 찌꺼기는 짜버린 후 하루 2번 식사 중간에 마셔도 효과가 있습니다.

을 철저히 해야 한다.

 일반적으로 동맥경화에 좋은 식품으로는 솔잎, 매실, 귤, 토마토, 사과식초, 마늘, 양파, 로열 젤리, 꿀, 콩가루, 다시마 등이 있다.

(1)동맥경화 식이요법의 기본수칙.

동맥경화의 예방과 치료는 자신의 생활을 분석하고, 몇 가지 위험인자를 찾아내어 하나씩 제거하기 위한 식이요법을 실천하는 것이다.

● 저 에너지 식을 기본으로 한다.

동맥경화의 위험인자인 고혈압, 고지혈증, 비만, 당뇨병, 통풍 등을 예방, 치료하기 위해 평소 식사섭취량을 80% 정도에서 만족하도록 한다.

비만증이 합병한 경우에는 열량을 적극 으로 감소시켜야 한다.

남성은 1400-1800Kcal, 여성은 1200-1600Kcal 정도로 열량을 제한한다.

비만이 아닌 경우는 남성 1800-2200Kcal, 여성은 1600-2000Kcal 정도.

● 염분섭취를 제한한다.

동맥경화의 주된 요인인 고혈압을 억제하기 위해 염분을 하루에 10g 이하로 제한한다. 음식 조리 시에 간을 전체적으로 싱겁게 하고, 국 종류와 김치류를 거의 먹지 않는다.

◑ 필요한 단백질, 무기질, 비타민 등의 영양소를 균형 있게 섭취해야 한다.

단백질은 하루 체중 kg 당 1-1.2g이 필요하므로 결핍되지 않도록 한다.

◑ 콜레스테롤 함유량이 많은 식품은 제한한다.

과잉상태의 콜레스테롤이 혈류로 들어가면, 동맥경화증을 유발하게 한다. 해당식품을 빈번히 다량 섭취하는 것을 삼가하고, 혈중콜레스테롤을 저하시키는 식품을 함께 섭취하여, 균형을 유지하는 것이 중요하다.

◑ 지방, 특히 동물성 지방 섭취량을 적극적으로 줄인다.

육류의 기름기, 버터 등 동물성 지방 섭취량의 증가가 동맥경화의 유발 원인이 되므로, 평소 육류나, 기름기 있는 음식을 좋아하는 사람은 지방의 과잉섭취를 삼가하고 육류를 먹을 때에도 기름기를 제거한 후 먹는다. 음식에 넣는 조미료나 토스트에 바르는 버터사용도 최소한으로 억제한다. 그 대신 마가린, 식물성 기름을 사용한다.

◑ 조미료로 사용하는 설탕, 단맛이 나는 과자류, 커피에 넣는 설탕 사용은 되도 록 삼가 한다.

● 동맥경화를 효과적으로 예방하려면 타우린을 다량 함유한 어류섭취를 늘리도록 한다.

타우린이 다량 함유된 어류에는 콜레스테롤의 함량이 높기는 하지만 타우린이 콜레스테롤을 분해, 배설시켜 감소시킨다.

● 포화지방이 많이 들어 있는 음식을 피한다.

포화지방은 혈액 내에서 콜레스테롤의 양을 증가시킨다.

● 과음과 지나친 흡연을 삼간다. 술은 맥주 중병 1개, 위스키 1잔 정도만 마신다.

● 식사를 할 때는 느긋한 기분으로 즐겁게 하도록 한다.

식사시간은 스트레스 해소에 도움이 되는 시간이므로 규칙적이고 리듬 있는 식생활을 하는 것이 중요하다.

● 지방을 제거하는 데는 음식을 끓이거나, 굽거나, 쪄서 먹는 것이 좋다.

● 당질을 다량 섭취하면 동맥경화증의 원인이 되므로 제한하도록 한다.

당질식품인 과자류, 주스, 콜라 등 청량음료, 바나나, 파인애플 등은 주의해서 섭취해야 한다.

(2) 적극적으로 먹어야 할 것들

1) 혈중콜레스테롤을 저하시키는 식품 – 식물성 기름. 샐러드유, 대두유, 콘유, 면실유, 옥수수기름, 참기름, 콩기름, 해바라기기름

   – 버섯. 표고버섯, 버드나무줄기에 나는 버섯

   – 해초. 김, 미역, 다시마,

   – 과일, 채소. 오이, 상추, 배추

   – 대두, 콩 제품

2) 단백질 함유 식품 – 콩, 두부, 살코기, 생선

3) 우유 – 칼슘을 함유하고 있어 동맥경화를 예방함.

4) 연어, 송어, 생선알 – 적색소가 다량 함유되어 있어 동맥경화를 강력히 저지함.

5) 무 – 식물섬유(리그린)가 함유되어 있어 장에서의 음식물 소화과정에서 콜레스테롤이나 담즙과 산을 함께 흡착시켜 변으로 배출되므로 동맥경화증 완화에 도움이 됨.

(3) 먹지 말아야 할 것들

1) 콜레스테롤 다량 함유식품 – 육류, 어패류의 내장

2) 포화지방 함유식품 – 크림, 밀크, 치즈, 쿠키나 파이(야자유로 만든 식품)

3) 염분 함유식품 – 된장국, 스프, 맑은 장국, 김치류

(4) 민간요법에서의 식이요법

동맥경화 치료와 예방을 위해 민간에서 처방하고 있는 식이요
법은 다음과 같다.

● 오매즉 껍질 벗긴 매실을 짚불에 그슬려 말린 것을 귤과 레
몬, 토마토, 사과, 식초 등 신 과일류나 꿀, 로열 젤리, 콩가루,
다시마 가루 등을 평소에 식용으로 하면 치료와 예방에 도움이
된다.

● 양파를 가루로 내어 모든 음식물에 적당히 넣어 먹으면 효
과가 있다.

● 솔잎을 잘 씻어 2cm정도로 자른 것과 물 5홉에 설탕 300g
을 병에 담아 마개를 단단히 하고 양지 바른 곳에 10-20일 정
도로 두었다가 완전히 발효시켜 걸러낸 액체가 송엽주인데 이
것을 매 식전 1잔씩 복용한다. 이런 방법으로 1-2년간 복용하
면 그 동안에 효과가 있으며 예방에도 좋다.

● 다시마를 말려 볶아 가루를 내어 놓고 찹쌀가루도 이와 같
이하여 섞어서 꿀로 콩알만 하게 만들어 1일 1-2회 20-30알

씩 따끈한 오차물로 장기 복용하면 특효가 있다.

● 마늘에 월계수 잎사귀를 1-2일 덮어두면 마늘 냄새가 없어진다. 장기간 매일 2-3개씩 복용하면 치료에도 특효가 있으며 예방 또한 좋다.

● 양파와 토마토를 믹서에 갈아 생즙을 내어 아침, 저녁 공복에 한 컵씩 마신다. 오랫동안 복용해야 효과를 볼 수 있다.

● 미나리뿌리 10개와 대추알을 잘 찧은 다음 물 200ml를 넣고 달여 찌꺼기는 짜버린 후 하루 2번 식사 중간에 마신다. 또한 질경이 50-60g을 물에 달여 하루 3번 식사 후에 마시는 것 또한 효과적이다.

당뇨병을 치료하는 식이요법

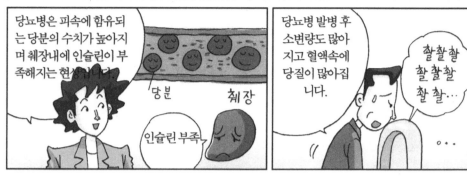

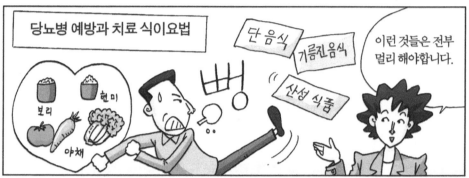

   당뇨병은 피 속에 함유되어 있는 당분의 수치가 높아지며 근
육이나 간장 내 글리코겐을 저장시켜 주는 췌장 내에 인슐린이
부족해지는 현상이다. 당뇨병 발병 후 소변 량이 많아지고 혈
액 속에 당질이 많아진다. 이에 따라 췌장 호르몬 분비가 파괴
되는 등 당질이 혈액 내에 쌓이게 된다.
   열량이 높은 음식물이 병의 주요인이며 간장병, 동맥경화, 매
독이 원인이 되는 수도 있다. 입 안이 말라 수분 또는 당분을
찾게 되는 증상을 갖고 있다. 특히 살찐 사람에게 많으며 살이

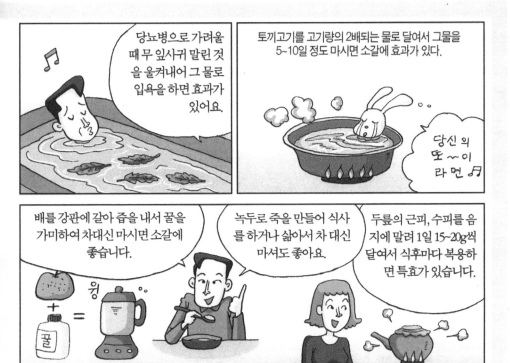

점점 찌게 되면 열이 생겨 열을 발산시키기가 어렵게 되어 소
갈 병을 갖게 마련이며 심하면 신경통, 백내장을 일으켜 혼수
상태 또는 신체의 리듬을 잃게 된다.

그렇다면 당뇨병에 좋은 음식은 무엇일까? 간단히 살펴보면
혼식을 위한 보리쌀, 현미, 율무쌀, 녹두 등이 있고 이 밖에도
무 잎, 배, 두릅껍질, 호박, 솔잎, 무화과, 연잎, 마늘, 난초, 양
배추, 나팔꽃 등이 효험이 있다.

(1) 당뇨병 식이요법의 기본수칙

당뇨병을 치료하거나 합병증을 예방하기 위해서는 약물요법 외에 식이요법을 꾸준히 계속함으로서 정상인과 같은 생활을 할 수 있다.

◐ 식사량을 제한하되 편식을 하지 않으면서 탄수화물, 단백질, 지방을 균형 있게 섭취한다. 탄수화물(55-60%) 1일 150-300g, 단백질(1-1.5g/kg 체중)에서 섭취한 열량을 뺀 나머지 열량을 지방(20-25%)에서 섭취한다. 섬유소는 1일 40g까지 섭취한다.
단백질의 반 이상은 동물성으로 섭취한다.

◐ 항상 표준체중을 유지하도록 적절한 에너지를 공급한다.
표준체중 = (신장-100) x 0.9 총열량 = 표준체중 x 25
1일 식사량 = 1,000Kcal + 연령 + 100Kcal
1일 총에너지 량은 성별, 연령, 병상, 신체활동, 혈당상태, 비만도, 합병증 유무에 따라 다른데, 표준체중을 산출하여 의사가 체중 1kg에 몇 Kcal가 필요 한지를 결정하게 된다. 간식이나, 알코올류도 1일 총에너지 량의 범위 내에서 섭취하는 것이 좋다.

◑ 비타민, 미네랄은 부족하지 않도록 섭취한다.

특히, 비타민 B1은 탄수화물의 완전이용에 필요하다. 해초, 버섯 등의 식품은 자유로이 섭취할 수 있지만 소화기에 병이 있을 시에는 주의함.

◑ 식사는 1일 3회, 적은 량을 규칙적으로 섭취한다.

식사를 거르면 하루 세 끼 식사가 두 끼로 되어 그만큼 1회 섭취량이 많아짐으로서 혈당이 현저히 상승하여 당뇨를 촉진하게 된다. 섭취한 에너지, 식사량이 적절한지의 여부는 주 1회씩 체중을 측정하여 표준체중이 유지되고 있으면 되는 것이다.

◑ 비만증을 피하기 위해서도 지방을 과잉섭취하지 않도록 한다.

에너지를 제한하는 당뇨병에는 영양소 중에서 가장 에너지가 높은 지방 섭취를 제한하여 비만을 예방한다. 단, 동물성보다 식물성 지방을 사용하도록 한다.

◑ 단백질은 건강한 사람과 같은 양이 필요하며 1일 필요량의 1/3은 동물성 식 품에서 섭취한다. 단, 고혈압, 신장병 등 합병증이 있는 경우는 제한한다.

◑ 성인남자의 1일 총열량은 사무직인 경우, 표준체중 kg당

25cal, 임부, 수유부 는 체중 kg당 30cal를 섭취한다.

◐ 소아의 경우는 1일 총에너지를 정상아와 동일하게 한다. 1일 3회에 탄수화물, 단백질, 지방을 균등하게 섭취하도록 한다.

◐ 식사요법과 운동요법중인 환자는 알코올 섭취를 제한해야 하며, 흡연은 만성 합병증 발생과 진행에 영향을 미치므로 금해야 한다.

◐ 성분과 칼로리가 동일한 식품은 여러 가지로 바꾸어 먹도록 한다.

◐ 식이요법을 위하여 아침식사를 거르지 않도록 한다.

◐ 인슐린이나 내복약 특히 설파닐요소제를 사용 중인 사람은 간식, 야식을 하도록 한다.

◐ 합병증이 있을 때의 주의사항.
지방함유량이 높은 식품은 피하고 식물성 기름으로 50%를 대치한다. 계란은 1일 1개로 제한.

고혈압 – 식염제한

신염, 신부전 – 단백질식품을 적게 섭취

고지혈증 – 콜레스테롤을 많이 함유한 계란 제한

간염, 대사성 간경병증 – 단백질식품을 약간 많이 섭취

● 식물섬유를 충분히 섭취한다.

● 가공식품을 자제하고, 자연식품을 섭취하도록 한다.
생야채, 생과일을 권한다.

● 설탕이 많이 함유된 식품은 피한다.

(2) 적극적으로 먹어야 할 것들

1) 비타민 함유식품 – 오이, 상치, 양배추 등의 녹황색채소, 김, 미역 등 해조류

2) 당질식품 – 곡류, 감자류, 쌀밥(7분도미 등) + 보리 혹은 콩류 : 메주콩, 완두콩, 강낭콩, 콩밥, 두부 등은 설사가 나지 않을 정도로 늘려서 섭취한다.

3) 아연을 함유한 참깨, 굴 등. 인슐린 합성을 증가시켜 준다.

4).과일을 적당량 섭취 – 복숭아, 사과껍질

5) 해초, 버섯.

김, 미역, 다시마, 영지버섯, 구름버섯 등 섬유질식품은 혈당 조절과 콜레스테롤 을 배설하는 효과가 있다.

6) 돼지고기, 생선묵, 호박

7) 삶은 콩즙, 두유 등 – 식간에 1일 2회 마시는 것이 좋다.

8) 설탕대신 겨자, 식초, 생강, 인공감미료를 사용한다.

9) 동물성 단백질 – 육류, 치즈, 계란, 어패류, 우유, 우유는 하루에 반드시 1병씩 마시도록 한다.

10) 일반적인 식사요법을 하면서 구름버섯(60g)과 오미자(10g)를 물에 넣고 다려 서 반이 되게 양을 줄인 후, 2일간 먹어보면 서서히 혈당치가 정상으로 된다.

(3) 먹지 말아야 할 것들

1) 채소, 과일, 호박, 연뿌리, 포도, 바나나, 건포도, 감
2) 쌀, 빵, 국수, 냉면
3) 고구마, 감자, 강낭콩, 토란
4) 꿀, 사탕, 케이크, 과일 통조림, 쨈, 과자류
5) 주스, 콜라, 사이다

(4) 비만증을 합병한 환자의 기본식단

*푸른 야채녹즙을 1회 200cc 식전에 마신다.
비타민, 미네랄이 함유되어 당질대사를 촉진한다.
엽록소가 함유되어 당뇨병의 합병증 치료효과가 있다.
*무청, 냉이, 샐러리 등 채소를 배합하는 것이 좋다.

(5)민간요법에서의 식이요법

민간에서 당뇨병을 예방 또는 치료하기 위한 방법으로는 다음과 같은 식이요법이 행해지고 있다.

● 보리나 현미식으로 식생활을 바꾸고 야채를 주식으로 하며 단것, 기름진 것을 피한다. 특히 산성식품을 먹지 않아야 된다.

● 율무를 분말로 해서 현미와 적당히 섞어 죽을 만들어 먹으면 특효가 있다.

● 무 잎사귀 말린 것을 우려내어 그 물로 입욕을 하면 효과가 있다. 특히 당뇨병으로 가려울 때 좋다.

● 두릅의 근피, 수피를 음지에 말려 1일 15-20g씩 달여서 식후마다 복용하면 특효가 있다.

● 토끼고기를 고기 량의 2배 되는 물로 달여서 그 물을 5-10일 정도 마시면 소갈을 느끼는 등에 효과를 거둘 수 있다.

● 배를 강판에 갈아 즙을 내서 꿀을 가미하여 차 대신 마시는

것 또한 소갈 증상에 효과를 줄 수 있다.

● 녹두로 죽을 만들어 식사를 하거나 녹두만 삶아서 따끈한 물을 차 대신 마신다.

● 양배추의 푸른 겉잎을 잘게 잘라 헝겊으로 즙을 짜내어 1회에 1컵씩 매일 3회씩 마시는데 장복하면 신효가 있다.

이밖에도 난초의 잎사귀 60g을 물 1되로 달여서 차 대신 마시거나 호박을 넣고 상을 끓여서 매일 먹으면 당뇨병에 효과를 거둘 수 있다.

신장염을 치료하는 식이요법

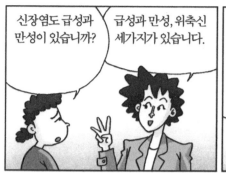
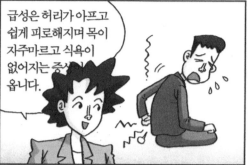
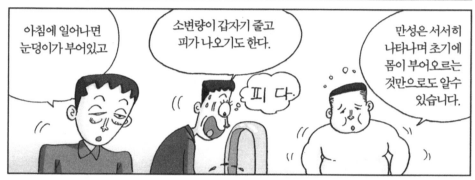

신장염은 신장에 염증이 생기는 것으로 급성과 만성, 위축신의 세 가지가 있다. 먼저 급성 신장염은 허리가 아프고 쉽게 피로해 지며 목이 자주 마르고 식욕이 없어지는 증상을 가지고 온다. 주로 아침에 일어나면 눈덩이가 부어 있는 경우 및 소변량이 급격히 줄고 소변에 혈이 나오는 경우도 있다. 그런데 만성신장염은 그 증세가 서서히 나타나므로 자신이 빨리 발견할 수는 없지만 초기에는 몸이 부어오르는 경우로만 알 수 있다. 심해지면 혈압이 오르거나 안색이 나쁘며 숨이 가빠지고 밤중

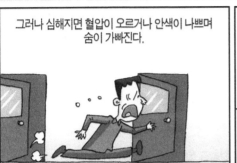

그러나 심해지면 혈압이 오르거나 안색이 나쁘며 숨이 가빠진다.

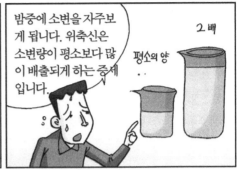

밤중에 소변을 자주보게 됩니다. 위축신은 소변량이 평소보다 많이 배출되게 하는 증세입니다.

2 배

평소의 양

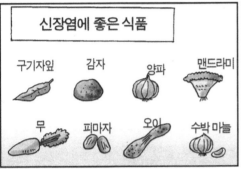

신장염에 좋은 식품

구기자잎   감자   양파   맨드라미

무   피마자   오이   수박 마늘

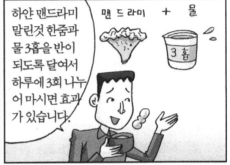

하얀 맨드라미 말린것 한줌과 물 3홉을 반이 되도록 달여서 하루에 3회 나누어 마시면 효과가 있습니다.

맨 드 라 미 + 물

3 홉

에 소변을 자주 보게 된다. 그리고 위축신은 소변 량이 평소보다 많이 배출되게 하는 증세이다.

신장염에 좋은 식품으로는 으름덩굴과 구기자잎, 감자, 양파, 맨드라미, 무, 피마자, 오이, 수박, 마늘, 홍당무 등이 있다.

1. 급성신장염

(1) 급성신장염 식이요법의 기본수칙

안정과 식이요법이 신장염 치료의 주체가 된다.
초기의 치료가 가장 중요하며 병의 치료결과를 크게 좌우한다.

● 치료의 원칙은, 특히 초기에 안정을 취하고 보온을 하는 것이다. 누워 있으면 신장의 혈액량이 많아지므로 혈액이 충분히 흐름으로써 신장의 기능을 빨리 회복시킬 수 있다.

● 부종이 있을 때는 절대 일어나서는 안 되며 혈압이 높거나 신장기능이 나쁜 동안에는 안정하고 누워 있어야 한다. 개인에 따라 차이가 있겠으나 평균 1개월 정도 안정을 취할 경우, 부종이 사라지고, 혈압도 내려간다. 성인은 어린이보다 만성신장염으로 발전하기 쉬우므로 충분한 기간 동안 안정을 취해야 한다.

● 단백질의 섭취를 제한하도록 한다.
증상이 심한 초기에는 1-2주일간 25-30g, 전신상태가 가벼워지면 2-4주일간 40-50g, 신기능의 회복에 따라 60g, 회복되면 몇 개월간 70g 으로 제한함. 부종이 사라지고, 소변의 상태가 좋아짐에 따라 단백질량도 늘려간다.

◯ 감염식을 하여 염분섭취를 제한한다.

중증일 때는 무염식을 한다. 부종이나 고혈압이 악화되지 않도록 하기 위해, 염분은 1일 1g으로 제한함. 부종, 고혈압이 내려가면 3-5g, 증상이 사라지면 7-8g으로 늘려간다. 보통 정상인의 2/3 가량을 유지한다.

◯ 열량은 1800-2000Kcal를 섭취한다.

◯ 마시는 수분의 양을 줄이도록 한다.

부종, 핍뇨가 있는 경우에는 전날 소변량 + 500ml 정도의 수분을 마심. 불필요하게 즙이나, 차 등을 마시지 않도록 한다. 증상이 사라지면 수분의 양을 차차 늘려간다.

◯ 회복기에 접어들면, 염분을 제한하면서 보통식을 한다.

고에너지 식을 섭취하면서 인체의 저항력을 높이도록 노력하는 것이 중요하다. 염분은 보통사람의 약 1/2 가량(1일 6g) 정도로 한다.

◯ 칼로리는 신장에 부담을 주지 않도록 탄수화물, 지방으로 충분히 보충한다.

◐ 자극성이 강한 향신료는 사용을 금한다.

　회복기에 들어와 식욕증진을 위해 사용할 경우에는 극소량을 사용한다.

◐ 급성 기에는 신장의 부담을 덜기 위해 비교적 자극이 적은 우유, 닭고기 이 외의 동물성 단백질은 피한다. 수육류에는 신장을 자극하는 물질이 많이 들어 있기 때문에 신장을 자극해서 고혈압을 일으킴으로 초기에는 피하도록 한다.

◐ 당질, 지방은 신장에 부담을 주지 않기 때문에 충분히 섭취하여 열량을 유지하도록 한다.

◐ 핍뇨(소변결핍)가 계속되는 경우는 칼륨함유량이 많은 과즙 등의 식품을 제 한한다. 핍뇨시에는 혈액속의 칼륨이 늘어나서 심장에 영향을 미치게 되므로 이러한 식품에 주의한다.

(2) 적극적으로 먹어야 할 것들

1) 쌀밥, 떡, 빵

2) 채소, 과일류. 수박, 배, 감자, 고구마

3) 계란노른자, 설탕, 식물성기름(식용유), 버터(무염), 두부

(3) 적게 먹거나 삼가 할 것.

1) 과일, 야채, 감자류

(4) 먹지 말아야 할 것들

1) 수육류, 가공식품

2) 향신료. 생강, 후추, 겨자, 마늘, 고추, 생강

3) 염장류. 된장, 간장, 젓갈, 소금

4) 건어물

5) 지방이 많은 생선, 건어물

2. 만성신장염

(1) 만성신장염 식이요법의 기본수칙

병의 진행정도에 맞추어 안정이 필요하며 근본적인 치료약이 없기 때문에 식이요법은 만성신장염의 치료에 유효한 방법이다.

○ 신장의 기능에 따라 단백질 섭취량을 조절하도록 한다.

신장기능이 저하되면 단백질량은 하루에 30- 50g 으로 하고, 저하되지 않았으면 단백질을 과식하지 않도록 한다. 하루에 100g 정도를 섭취한다. 신증후군형이면 소변으로 손실된 단백질을 하루에 80-90g 정도 보충한다. 단백질 가공식품은 피하고, 양질의 단백질 식품을 선택한다. 고혈압인 경우는 단백질을 체중 1kg 당 1일 1g 섭취한다.

○ 증상에 따라 염분섭취를 제한한다.

고혈압, 부종, 신장기능이 약간 저하된 경우는 하루에 3-7g 으로 제한. 염분이 많은 김치 등은 피하고 간장, 된장 등 조미료 사용에 주의. 부종, 고혈압이 심하면 염분은 1일 8g 으로 하고, 소변 량이 감소하면 염분은 1일 3-5g 으로 한다. 염분이 비교적 적은 감염간장, 감염된장, 토마토케첩, 마요네즈 등을 사용한다.

◐ 수분은 자각증상이 없을 땐, 제한할 필요가 없다.

신증후군형으로 부종이 있으면 전날 소변 량 + 500-800ml
의 수분섭취. 수분제한이 있는 경우는 즙이나 스프 등은 피하
고 음료수만 마심.

◐ 단백질을 함유하지 않은 당질이나 지방 식품에서 상당한
열량을 확보하도록 한다.

◐ 자극이 강한 향신료 사용을 금한다.

◐ 에너지 섭취량을 조절한다.

단백질을 제한하는 경우는 1일 1800-2000Kcal 의 열량을
보급함.

◐ 신장기능이 저하되어, 고칼륨혈증이 있을 때는 칼륨섭취를
제한한다. 단, 혈압강하제나 부신피질홀몬제 사용 중에는 저칼
륨혈증이 되는 적이 있으므로 신선한 야채나 과일을 섭취하여
칼륨이 부족하지 않도록 한다.

● 신증후군형일때는 단백질을 약간 많이 섭취한다.

● 이뇨제를 사용한 경우는 나트륨이 부족하지 않도록 한다.

● 신선한 식품, 특히 제철식품을 선택하여 섭취한다.

● 극심한 운동이나 과로를 피한다.

(2) 적극적으로 먹어야 할 것들

1) 단백질식품 – 고기, 생선, 계란, 우유, 유제품, 콩 (이상 1일 단백질 섭취량의 반을 섭취)

2)지방 식품 – 콩기름, 들기름 등의 식물성기름, 드레싱, 버터, 땅콩

(3) 먹지 말아야 할 것들

1) 자극이 강한 향신료. 생강, 겨자, 고추

2) 염장류. 소금, 된장, 간장, 젓갈

3. 민간요법에서의 식이요법

민간에서 행해지고 있는 신장염에 좋은 식이요법으로는 다음과 같이 살펴 볼 수 있다.

● 목통을 잘라서 매일 8-10g에 물 4홉으로 달여서 마시면 효과가 좋다.

● 구기자의 잎을 생식하거나 구기자근피를 달인 차를 오래 마시도록 한다.

● 감자 5개와 양파 1개를 썰어 넣고 물 3컵 쯤 넣어 서서히 달여서 소금 간을 하면 감자 승이 되는데, 이 승을 매일 1회에 1-2잔 마시도록 한다.

● 하얀 맨드라미를 말린 것 한줌과 물 3홉을 반이 되게 달여서 1일 3회 나누 어 복용하면 특효가 있다.

● 무를 달여서 1일 1-2회로 한 공기씩 마시거나 무즙을 한 공기씩 마신다.

● 피마자 1홉과 석산초의 구근 1-2개를 넣고 찧어서 발바닥

에 붙인 후 붕대를 감아 고정시킨다. 10시간쯤 있으면 물기가 대소변으로 나오는 효험이 있는데 시간이 지나서도 효험이 없으면 중지하도록 한다.

● 오이를 두 쪽으로 갈라 씨를 빼고 이것을 말려 1회 1개씩 달여서 차 대신 1-2주일쯤 마시면 특효가 있다. 또한 홍당무씨 6-12g을 물 2홉으로 달여서 1일 3회로 나누어 1-2주일 마시는 것도 병행한다.

● 수박 세, 네 덩이로 잘라서 헝겊으로 즙을 짜내어 넓은 그릇에 담아 서서히 저어 주면서 달이면 수분이 증발되는데 이렇게 물두부처럼 만들어 진 것이 수박탕이다. 이것을 1회 한 숟갈씩 1일 3-4회로 복용하되 신장병이 심하면 2-3숟갈로 복용하면 특효가 있다.

심장쇠약을 치료하는 식이요법

심장쇠약은 심계항진 및 피로, 순환기, 심장통 등으로 타의 감각에 영향을 받아 기질적 변화를 일으키게 되는 신경 증세를 말한다. 증세가 심하게 되면 불안상태 속에서 얼굴 등이 붉게 달아오르거나 발한 등의 증상을 일으킨다.

심장쇠약에 좋은 음식으로는 일반적으로 표고버섯, 대추씨, 감초, 질경이, 구기자, 다시마, 연, 맨드라미, 오이 등을 들 수 있다. 일반적으로 이를 통하여 민가에서 행해지는 예방책으로 다음과 같은 식이요법을 행한다.

● 산조인과 감초를 각각 10:1의 비율로 가루를 만들어 3g을 매일 두 번씩 복용한다.

● 질경이 50g에 물 4홉으로 달여서 1-2주일을 차처럼 마신다. 이때 구기자의 생잎을 먹거나 구기자차와 같이 장기복용하면 효험이 있다.

● 다시마를 1회에 1근씩 달여서 장기간 차처럼 마시고 맨드라미의 줄기, 뿌리, 잎을 말려 물과 달여서 하루 한번 정도 마시도록 한다.

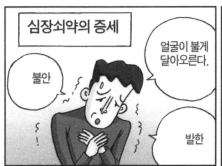

심장쇠약의 증세

불안

얼굴이 붉게 달아오른다.

발한

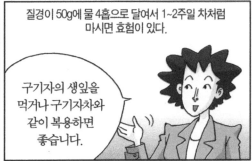

질경이 50g에 물 4홉으로 달여서 1~2주일 차처럼 마시면 효험이 있다.

구기자의 생잎을 먹거나 구기자차와 같이 복용하면 좋습니다.

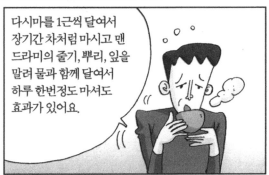

다시마를 1근씩 달여서 장기간 차처럼 마시고 맨 드라미의 줄기, 뿌리, 잎을 말려 물과 함께 달여서 하루 한번정도 마셔도 효과가 있어요.

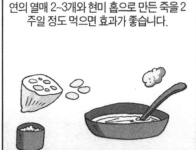

연의 열매 2~3개와 현미 홉으로 만든 죽을 2 주일 정도 먹으면 효과가 좋습니다.

● 연의 열매 2-3개와 현미 2홉으로 만든 죽을 1-2주일 먹으면 특효가 있다.

● 오이를 두 쪽으로 갈라 씨앗을 빼내어 말린 것을 1회 1개씩 달여서 차 대신 마시면 특효가 있다. 질경이 또한 달여서 차 대신 마시도록 한다.

● 표고버섯 2-3개를 물 1홉으로 달여서 흑설탕 3숟갈을 넣고 매 식전마다 마시도록 한다.

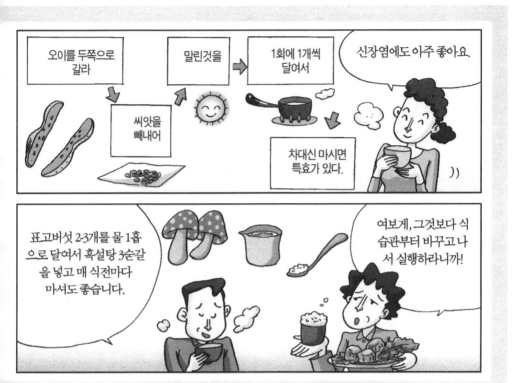

뇌졸중을 치료하는 식이요법

(1)뇌졸중 식이요법의 기본수칙

● 발작 시에는 수분과 영양주사제를 투여한다. 탈수와 전해질 이상을 해소하기 위함이다.

● 구역, 구토가 없음을 3-4일 경부터 확인하면 유동식을 소량씩 보급한다.

처음에는 1일 열량 1000kcal, 단백질은 체중 kg 당 0.5g 정도를 섭취하기 시 작하여 소량씩 늘려간다.

● 회복됨에 따라 미음식, 평상식으로 서서히 바꾼다.

● 의식장해나 연하장해(음식을 삼킬 수 없는)가 계속되어, 입을 통해 먹을 수 없는 경우, 코에 튜브를 연결, 튜브를 통해 유동식을 준다. 유동식은 소화가 잘 되고 각종 영양소가 풍부한 것으로 한다.

● 음식을 씹거나 삼키기 곤란한 경우, 유동식으로 하다가 조금 좋아지면 반유 동식으로 한다. 천천히 잘 씹어 먹도록 훈련하면 대부분 먹어 넘길 수 있게 된다.

◐ 극단적으로 뜨거운 것이나 찬 것은 먹기 어려우므로 삼간다.

◐ 발작 후, 상태가 안정되면 재발을 방지하기 위해 우선 혈압조절의 한방법인 염분제한이 필요하다. 염분이 많아지면 혈압이 올라가서 뇌졸중이 재발할 가능성이 있다.

◐ 염분섭취량을 줄이고, 혈관의 영양분인 양질의 단백질식품 섭취를 늘려 뇌졸중을 예방한다.

◐ 식물섬유의 섭취량을 많게 한다. 뇌졸중의 발작을 예방, 재발을 방지하기 위함이다.

◐ 하루에 30가지의 식품을 섭취하도록 한다. 아침에는 7-8가지, 저녁에는 10가지 이상 섭취한다. 평소 밑반찬으로 만든 음식 2-3가지만을 먹게 되면 염분섭취가 늘어나므로 여러 종류의 음식을 골고루 섭취하는 것이 염분섭취를 줄일 수 있다.

◐ 단백질, 비타민, 미네랄을 충분히 섭취한다.
 이들을 함유한 식품이 부족하면 혈관벽의 영양상태가 나빠지기 때문에 뇌졸중이 일어나기 쉽다.

◐ 죽 등은 싱겁게 해서 먹도록 한다.

◐ 가공식품에 주의한다.
음식을 싱겁게 먹어도 염분을 많이 넣은 라면, 햄, 젓갈, 통조림 등의 가공식품을 먹으면 소용이 없다.

◐ 아침에 1잔의 물을 마시는 습관을 들여 예방할 수 있다.
단, 한밤중이나 취침 전에 물을 마실 경우, 화장실 출입 시 뇌졸중을 일으킬 수 있으므로 주의한다. 여름철에는 수분을 충분히 섭취하지 않으면 탈수기미가 보여 뇌경색을 일으키기 쉬우므로 주의한다.

◐ 콜레스테롤 수치가 평균치보다 높은 사람은 되도록 육식중심의 식사를 삼가는 대신 생선, 식물성기름을 섭취한다.
식물성기름, 고기, 생선에는 콜레스테롤 수치를 올리거나 내리는 효능이 있다. 닭고기의 가슴살은 콜레스테롤을 높이지 않는 식품이므로 섭취해도 좋다. 고기와 생선은 1:1의 비율로 섭취한다.

◐ 동물성식품은 적절히 섭취해야 한다.
과잉섭취하면 뇌경색을 일으킬 가능성이 크며, 너무 적게 섭

취하면 뇌출혈을 일으킬 가능성이 커짐. 동물성과 식물성지방
은 1:1의 비율로 하여 섭취한다.

◐ 편식은 절대로 삼간다.

◐ 땀을 많이 흘렸을 때는 염분보다 수분을 많이 섭취한다.
  수분 부족이 되면 혈액이 농축되어, 뇌경색을 유발할 우려가
있으므로, 평소 보다 물이나 차를 많이 마시도록 한다.

◐ 정신적으로 스트레스를 피하고, 자신에게 알맞은 운동을
하여야 한다.

◐ 아침식사는 가볍게 빵이나 오트밀을 먹으면 좋다.

(2) 적극적으로 먹어야 할 것들

1)유동식. 우유, 과즙, 생수

2)반유동식

죽, 계란반죽, 공기찜(계란+생선묵+표고+고기국물 = 찜), 두부, 젤리

3)녹황색채소,

색이 있는 채소를 먹는 것도 중요하다.

4)뇌졸중 예방식품

– 목이버섯

– 생선. 혈압을 낮추고, 혈관을 보호하는 작용이 있어 뇌졸중 예방이 가능 함. 생선의 빛깔에 구애받지 말고 아무거나 자주 섭취함.

– 마늘. 혈액순환이 잘 되게 하고 혈전을 녹이므로 적극 섭취하면 예방이 가능함. 한번 먹으면 효과가 3일간 지속되므로 한번에 1-2조각씩 2-4일 에 한 번씩 먹는다.

5)단백질식품.

- 콩제품. 뇌졸중 예방효과가 있으므로 두부, 비지, 유부, 순두부를 하루에 한번 반드시 먹도록 한다.

- 우유 및 유제품. 혈관의 영양분이 되는 단백질이 풍부하여, 혈액 중 콜레스테롤이 낮고 혈액이 저 영양 상태일 때 발생하는 뇌졸중 예방에 좋다.

- 고기, 계란, 된장

- 어패류. 멸치, 새우살, 조개

6)감즙. 뇌졸중의 재발을 막아준다.

떫은 감을 무 약간과 섞어서 소주잔 2컵을 1회량으로 하여 1일 2-3 회 격주로 계속 마시면 좋다.

(3) 먹지 말아야 할 것들

1)오징어, 새우, 게. 생선보다 콜레스테롤이 많기 때문에 매일 많이 먹는 것을 삼가 한다.

(4) 적게 먹거나 삼가 할 것

1)카페인음료. 커피, 홍차 (특히 노인의 경우)

2)인스턴트식품. 화학조미료

중풍을 치료하는 식이요법

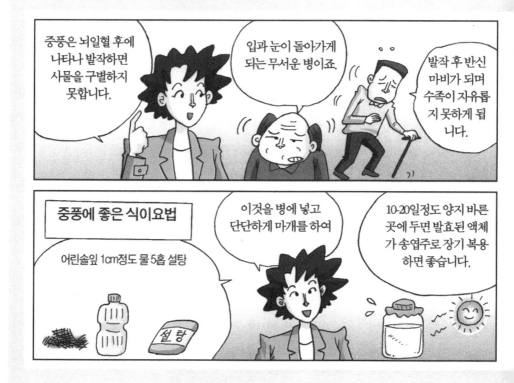

   중풍은 뇌일혈 후에 나타나 발작하면 사물을 구별치 못하고 입과 눈이 돌아가게 되는 무서운 질환이다. 발작 후 반신이 마비되며 수족이 자유롭지 못하는 등의 후유증을 안고 있으므로 예방과 치료에 있어서 식이요법을 통한 예방을 철저히 해야 한다.

   일반적으로 중풍에 좋은 음식으로는 솔잎, 오가피, 호박, 감, 쑥 등이다. 이를 통한 민간요법의 식이요법은 다음과 같이 참고 한다.

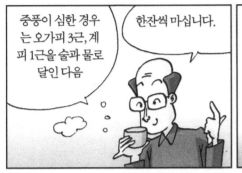

중풍이 심한 경우는 오가피 3근, 계피 1근을 술과 물로 달인 다음

한잔씩 마십니다.

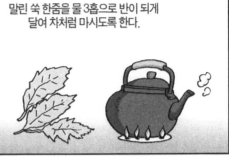

말린 쑥 한줌을 물 3홉으로 반이 되게 달여 차처럼 마시도록 한다.

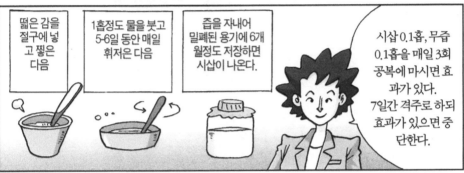

떫은 감을 절구에 넣고 찧은 다음

1홉정도 물을 붓고 5-6일 동안 매일 휘저은 다음

즙을 자내어 밀폐된 용기에 6개월정도 저장하면 시삽이 나온다.

시삽 0.1홉, 무즙 0.1홉을 매일 3회 공복에 마시면 효과가 있다. 7일간 격주로 하되 효과가 있으면 중단한다.

● 어린 솔잎을 깨끗이 씻어 1cm정도로 잘라서 물 5홉, 설탕 300g과 함께 병에 넣고 단단하게 마개를 하여 10-20일쯤 양지바른 곳에 둔다. 이후 발효된 액체를 베로 걸러낸 송엽주를 1-2년 장기복용하면 좋다.

● 오가피의 노근을 거피내고 말린 다음 1일 1회 2-3근을 달여서 장기 복용한다. 중풍이 심한 경우는 오가피 3근, 계피 1근을 술과 물로 달여서 한 잔씩 마신다.

● 호박의 음식을 평상시 먹으면 효과가 있다.

● 떫은 감을 절구에 넣고 찧은 다음 1홉쯤 물을 부어 넣고 5-6일 동안 매일 한번쯤 휘저은 다음 즙을 짜내고 밀폐시킬 수 있는 용기에 담아 저장한다. 6개월쯤 지나면 시삽이 나오는데 시삽 0.1 홉과 무즙 0.1홉을 섞은 량을 1회량으로 하여 매일 3회로 공복 때 마시면 효과가 있다. 복용방법은 7일간씩 격주간으로 계속 반복하되 효과가 나타나면 중지하여야 한다.

● 말린 쑥 한줌을 물 3홉으로 반이 되게 달여서 차처럼 마시도록 한다.

고지혈증을 치료하는 식이요법

(1)고지혈증 식이요법의 기본수칙

고지혈증의 예방과 치료의 기본은 식이요법이며, 경증이나, 중등정도의 환자는 식이요법만으로도 상당한 효과를 거둘 수 있다.

◐ 지방섭취량을 감소시킨다.

과식을 하거나, 기름기 음식을 좋아하는 사람에게 해당된다. 특히, 동물성 지방을 피하고, 식물성 지방을 이용한다.

◐ 식물섬유 함유량이 많은 식품을 적극적으로 섭취한다.

식물섬유는 지방의 흡수를 억제하며, 혈중 콜레스테롤 저하작용이 있다.

◐ 섭취 에너지양을 제한한다.

식사의 총에너지가 높으면 고지혈증을 촉진하므로 열량은 2000Kcal 이하로 한다. 감량으로 인해 혈액중의 콜레스테롤 수치가 저하된다. 비만인 경우는 1000-1500Kcal 정도로 한다.

◐ 식사로부터 섭취하는 콜레스테롤 량을 억제하고 간장에서

의 합성을 억제한다.

 그러기 위해서는 콜레스테롤을 저하시키는 식품을 섭취한다. 식물성기름, 과 일, 해조, 대두 등이 해당된다.

 ◑ 단맛이 나는 식품섭취를 제한한다.

 ◑ 지방은 동물성은 피하고, 식물성을 선택하도록 한다.
 총열량의 40% 가량을 지방으로 섭취한다. 지방은 20-30g 을 섭취한다.

 ◑ 당질식품의 섭취를 줄여야 한다.
 총 열량의 25-40% 로 제한하여 하루에 50g 이하로 한다. 증세에 따라 150, 210, 270g 의 세단계로 섭취한다.

 ◑ 콜레스테롤 및 포화지방산 섭취를 줄이도록 한다.
 콜레스테롤 함량이 많은 식품은 피한다.

 ◑ 식사는 규칙적으로 하고, 아침, 점심을 거르고, 저녁에만 과식하는 것은 삼가 한다.
 저녁의 과식은 지방이 축적되기 쉽다.

◐ 단백질은 극단적으로 제한하면 혈액중의 콜레스테롤이 상승하므로 하루에 80g 전후의 단백질이 필요하다.

단백질은 총열량의 20%로 해서 체중 kg 당 1.5-2.0g 을 섭취한다. 동물성 단백질은 될수록 피하는 것이 좋고 지방함량이 낮은 육류와 식물성 단백질을 주로 섭취하는 것이 좋다.

◐ 술, 담배는 피한다.

◐ 규칙적인 생활을 하고, 정신적, 육체적 안정을 취할 필요가 있다.

◐ 비타민 B6, C, E가 부족하지 않도록 주의해야 한다.

영양의 균형을 유지하기 위해, 각종 비타민, 미네랄을 섭취할 필요가 있다.

(2) 적극적으로 먹어야 할 것들

1)식물섬유식품. 버섯, 도라지, 당근, 연근, 푸른 채소류, 깨류, 미역, 다시마, 톳 등의 해조류
2)식물성 단백질. 콩, 두부

(3) 먹으면 좋은 것들
육류, 닭고기, 생선, 계란 흰자, 요구르트, 탈지분유

(4) 먹지 말아야 할 것들
1)콜레스테롤 다량 함유식품.
난황, 소 돼지 간, 콩팥, 닭고기 껍질, 새우, 오징어, 굴, 버터, 전복, 연어, 조개, 낙지, 육류가공품(햄, 베이컨, 소시지)

2)포화지방산 함유식품. 육류, 유제품, 야자유, 팜유

3)과당 다량 함유식품. 과일, 주스류, 설탕함유식품

심근경색을 치료하는 식이요법

(1) 심근경색의 식이요법 기본수칙

발병초기에는 육체적, 정신적 안정을 취하고, 의사의 지시에 따라, 생활 수칙을 지키면서, 심장에 부담을 주지 않고, 동맥경화를 악화시키지 않도록 식이요법을 준수하는 것이 중요하다.

◐ 발작이 있으면, 우선 금식을 하고, 갈증이 있을 때 수분을 소량씩 섭취한다.

◐ 2-3일지나 증상이 없어지면, 소화와 흡수가 잘 되는 유동식을 주되, 저지방식 이 중요하다. 미음, 주스 중심의 유동식에서 3부, 5부, 전죽으로 점차 바꾸어 준다.

◐ 규칙적인 생활을 하고, 숨이 참, 동계, 협심발작을 일으킬 만한 요인을 피한다. 정신적인 긴장이나 강한 힘을 내는 운동, 과로 등을 피하도록 한다.

◐ 발작 후, 2-3주일간은 절대 안정을 취하고 되도록 빨리 의사의 지도에 따라 보행 연습을 한다.

◐ 매일 아침, 식전에 체중을 측정하여 식사량을 조절한다.
이는 체중을 되도록 일정하게 유지하기 위함이므로 비만한 사람은 조금씩 체 중을 줄이도록 한다.

◐ 심부전 발생 우려가 있으므로 염분을 6-8g 정도로 제한하는 것이 좋다.

◐ 식사는 한꺼번에 과식하지 말고, 소량씩 먹는 것이 좋다.
에너지의 과잉섭취는 심장에 부담을 주므로 항상 8부 정도만 먹는다. 매일 아침 같은 비율로 먹고, 가능하면 1일 1-2회 간식을 한다.

◐ 저열량, 고단백식, 저지방식을 원칙으로 섭취한다.

◐ 음식은 잘 씹어 먹고, 천천히 시간을 보내면서 먹는다.
식사를 천천히 함으로써 모든 생활도 천천히 진행하여, 발작 재발을 방지하는 것이 중요하다.

◐ 동물성 지방은 되도록 적게 섭취하고 식물성을 선택한다.
샐러드유를 사용하는 것도 좋다.

● 심근에 필요한 각종 비타민, 미네랄, 지방이 적은 단백질을 섭취한다.

● 전분과 같은 함수탄소도 제한한다.
너무 많이 섭취하면 체내에서 지방으로 바뀌게 되므로 제한할 필요가 있다.

● 식물섬유를 부족하지 않게 섭취하여 변비를 예방한다.
변비는 심근발작을 유발하므로 주의할 필요가 있다.

● 과음이나 흡연은 되도록 금하고 발병 수개월 이내에는 특히 금연한다.

● 식후, 바로 움직이지 않도록 한다.

● 비만, 고지혈증 환자가 발작을 하면 치료 기간 중 (1개월)에는 총열량을 1000cal 정도 섭취하고, 단백질은 80g 을 섭취한다.

● 치료기간이 끝난 후(1개월 후) 퇴원해서는 1200-1500cal 정도의 열량을 섭취한 다.

◐ 3개월 정도 지나 사회에 복귀하면 열량은 체중을 고려하여 500-2000cal를 섭취한다.

◐ 육류는 끓이거나 굽는 것이 좋으며, 지방은 되도록 식물성을 선택하되, 샐러드를 권한다.

◐ 스트레스나, 중노동을 요하는 일은 피한다.

(2) 적극적으로 먹어야 할 것들
1)유동식. 과즙, 우유, 아이스크림, 계란, 토스트
2)단백질식품. 두부, 콩, 계란, 생선

(3) 먹지 말아야 할 것들
1)돼지고기
2)맥주, 양주 등

심부전을 치료하는 식이요법

(1) 심부전 식이요법의 기본수칙

심부전의 치료는 심장에 대한 부담을 경감시키고, 혈액 운송량을 늘리는 요법 과 원인치료를 하면서 식이요법을 실시해야 한다. 속히 재발을 방지하기 위해 식사에 주의를 기울이도록 한다.

⊙ 급성기에는 금식을 하고 정맥주사제로 영양공급을 한다.

⊙ 음식을 입으로 먹을 수 있게 되면 소화가 잘 되는 유동식부터 연식, 보통식으로 바꾸어 준다.
심부전이 있으면 식욕부진이 되기 쉬우므로 충분한 영양섭취를 해야 한다. 보통식을 섭취하게 되어도 재발방지를 위해 식사에 주의하도록 한다.

⊙ 심부전에는 염분섭취를 제한하는 것이 원칙이다. 소금의 주성분인 나트륨 섭취를 꾸준히 제한한다.
- 중증일 때는 하루에 소금 3g 이하로 적극 제한한다.
- 경증일 때는 정상인의 하루 섭취량의 1/3, 6-8g 정도로 제한한다.
특히, 부종이 있을 때 나트륨을 제한하면 수분섭취는 자유롭다.

◎ 항상 표준체중을 유지하는 것이 좋다.

비만은 심장에 부담을 주기 때문에 (신장-100) 0.9kg을 기준으로 하여, 20% 를 초과할 때(비만)는 엄격한 열량제한이 필요하다.

◎ 하루에 5-6회 규칙적인 식사를 한다.

식사량이 많으면 위장의 팽창으로 심장을 압박하게 되므로, 1회 섭취량을 줄이는 대신, 횟수를 늘린다.

심장에 부담을 주지 않기 위해 섭취열량을 제한한다.

- 심부전이 심할 때는 최소 필요량으로 제한. 하루 1000-2000cal

- 경중일 때는 하루 2000cal 이하

◎ 저녁 식사 후, 자기 전에는 위장에 부담을 주므로 음식을 먹지 않도록 한다.

◎ 심장기능을 유지하기 위해 양질의 단백질을 섭취한다.

하루에 1.0-1.5g/체중kg 으로 섭취하되 동물성 단백질에는 나트륨이 많은 점에 유의한다.

◐ 수분섭취는 적당히 조절한다.

보통 하루에 1200-1500cc 정도 섭취하며 (하루에 1000ml) 중증일 때는 1000cc 이내 즉, 국물은 말고, 우유 1병에 약을 복용할 때 필요한 정도의 물 반 컵 정 도면 된다.

◐ 지방섭취는 하루에 30-40g 으로 제한한다.

간장에 대한 부담을 경감시키기 위함이다.

지방식품은 우유, 계란, 버터 등을 섭취한다.

◐ 심부전치료에 필요한 단백질 외에 비타민류, 식물에 함유된 염류는 섭취함이 좋다. 저 나트륨 식사에 따른 단백질제한, 강심제 복용에 다른 식욕부진 등으로 부 족해지기 쉬운 영양소이다.

◐ 심장근육의 수축에 필요한 칼륨함유식품을 권한다.

강한 이뇨제를 사용할 때 유발되는 저칼륨혈증도 심장운동을 저하시키므로 칼륨을 보충하는 것이 좋다.

◐ 안정기에 접어들어도 재발방지를 위해 감염식을 하다.

하루에 7g 이하를 표준량으로 하고, 식염 함유량이 많은 가공식품을 피하고, 된장, 간장, 식염 등으로 맛을 낸다.

◐ 자극성 향신료, 탄산, 카페인, 알코올음료, 담배 등은 피한다. 심장에 자극을 주어 흥분시키므로 좋지 않다. 특히 알코올은 심근의 수축력을 떨어뜨리고, 심근질환을 일으킨다.

◐ 변비를 예방하기 위해, 평소 섬유질 식품을 섭취한다. 변비는 심장을 압박하고, 혈압상승을 유발하므로 매일 정기적인 배변을 요함.

◐ 심장기능에 활력을 주는 클로로필, 심장병에 유효한 비타민 B1 함유식품이나 심장발작을 예방하는 식품을 섭취한다.

◐ 비만을 수반하는 경우는 저칼로리 식을 취한다.

◐ 감기는 심부전을 악화시키는 빈도가 가장 높은 병이므로, 사전에 예방하도록 한다. 평소 햇볕을 자주 쏘이고, 침구는 자주 갈아 주며, 내의를 매일 청결 것으로 입고, 건포마찰도 유효하다. 수돗물로 양치를 자주한다.

(2) 적극적으로 먹어야 할 것들

1)단백질식품.

하루에 고기 60-80g, 생선 1도막, 두부 1/3모, 계란 1개, 우유 1병, 닭고기

2)칼륨함유식품.

바나나, 콩, 호두, 오렌지, 귤, 토마토, 샐러리 등 과일, 야채, 주스

3)신선한 채소 등. 시금치, 토마토, 감자

4)심장을 튼튼하게 하는 사과

5)심장병, 심장발작예방. 등푸른 생선의 지방, 부추, 목이버섯

(3) 먹지 말아야 할 것들

1)위장 팽만을 유발할만한 식품.

튀긴 육 어류, 사과, 수박, 참외, 옥수수, 양배추, 무, 우유에 내성이 없는 경우는 피한다.

2)카페인음료. 홍차, 커피

3)향신료. 고추, 겨자, 카레

4)섬유소가 많은 식품. 우엉, 파, 부추

5)지방이 많은 생선, 고구마

위장질환과 식이요법

소화불량을 치료하는 식이요법

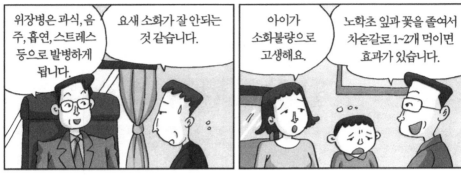

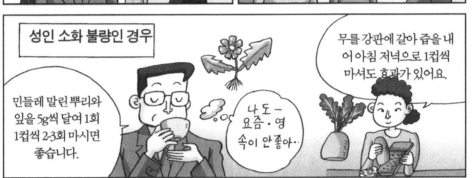

현대인의 만성질환으로 자리 잡은 위장병은 소화불량으로부터 시작한다. 과식과 잦은 음주나 흡연 등의 생활 등이 위장질환의 발병률을 더욱 높게 만들었다.

소화불량은 일반적으로 불안과 초조, 불쾌감 등 감정에 의한 심리 작용의 영향으로 일어난다. 심리 외적인 요인으로는 대장 및 담낭, 당뇨, 맹장염, 신장결석 등의 내장기관의 질병으로 일어난다. 과식이나 편식의 원인이 크게 작용할 수 있는 만큼 신체에 이상을 초래케 되므로 각별히 유의해야 한다.

위장 질환에 좋은 음식으로는 감자와 민들레, 노학초, 무, 마늘주 등이 있다.

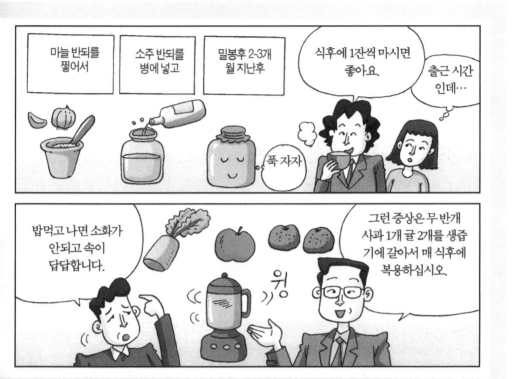

민간에서 처방되는 효과적은 식이요법 방법은 다음과 같다.

● 감자 1개를 잘 씻어 강판에 갈아서 삼베 헝겊으로 즙을 짜내어 탕관에 서서히 달여서 차 숟갈 하나 정도를 보리차 물에 타서 소아에게 먹이면 특효가 있다. 그러나 이는 젖먹이의 소화불량 처방이므로 유의하도록 한다.

● 노학초의 잎과 꽃을 졸여서 찻숟갈로 1-2개 소아기의 젖먹이 어린이에게 먹이면 즉효가 있다. 또한 노학초 30g을 물에

달여서 천으로 걸러 마시도록 한다.

● 민들레 말린 뿌리와 잎을 각각 5g씩 식전으로 달여 1회 1컵씩 2-3회 마시면 성인의 소화불량에 좋다.

● 무를 강판에 갈아 즙을 내어 조석으로 1컵씩 마시면 성인의 소화불량에 특효가 있다.

● 마늘 반 되를 찧어서 소주 반 되 정도를 병에 넣고 밀봉해서 2-3개월 지난 후에 식후로 1잔씩 마신다.

● 식후에 만성적으로 소화가 안 되고 속이 답답하면 무 반개, 사과 1개, 귤 2개를 생즙 기에 갈아서 매 식후에 복용한다. 무는 근위제, 소화제의 역할을 하기 때문에 식후 답답한 증상에 좋다.

● 마른 매실 20개에 물 1.8리터와 엽차 잎 3스푼을 바닥이 넓고 평평한 냄비에 넣어 1시간쯤 걸쭉하게 끓인다. 이 물을 차 대신으로 매 식전 식후 마시는 데, 특히 매실차는 식욕부진, 소화불량 등에 가장 적합한 음료로 남은 것은 병에 넣어 냉장고에 보관해 두고 계속 마시면 좋다. 여기에 마늘 2-3개를 갈아서 소주 세 홉에 섞은 다음 병에 넣어 잘 밀봉해 둔다. 약 2개월 이상 지나면 호박색의 투명한 마늘주가 되는데, 이것을 매 식후 조금씩 마시면 급성 소화불량도 완쾌될 수 있다.

위궤양을 치료하는 식이요법

일반적으로 위 속의 단백질 부족현상이거나 심신의 과로로 체질이 허약해졌을 때 신경장애 및 위액의 소화 조직이 기능을 잃게 되어 위에 염증이 생기게 하는 것을 말한다. 일단 위가 헐게 되면 공복 또는 식사 후에 복통이 심해지고 토혈을 할 수 있다. 위궤양이나 위염은 암으로 발전할 수 있는 만큼 조기 발병 시 적극 치료할 수 있도록 한다.

위궤양에 좋은 식품으로는 양배추와 감자, 의이인, 파 등이 있다.

● 작은 양배추 1/4와 사과 반개, 레몬 1/4을 믹서로 갈아서 아침 식사 전과 저녁 식사 전 하루 2회 복용하면 특효가 있다.

● 감자 서른 개 정도를 씻고 강판에 갈아 삼베로 즙을 짜 약탕관에서 서서히 달여 조석으로 약 20일간 찻숟갈 하나씩 마시면 낫는다.

● 율무를 분말로 해서 현미 적당량과 죽을 만들어 먹으면 특효가 있다.

● 흰 파 2개와 인삼, 감자를 넣고 오래 두어 만든 술을 식사 전에 1잔씩 장기간 복용하면 낫는다.

위산과다를 치료하는 식이요법

위에서 분비되는 산에 산도가 높아지기 때문에 식사 후 2-3시간이면 신트림이 나고 은근한 위통을 느끼게 된다. 이러한 위산과다 증세는 불치병의 원인이 될 우려가 있으므로 주의해야 한다.

위산과다를 막기 위해 좋은 식품으로는 율무, 호도, 오렌지, 다시마, 사과, 귤, 레몬, 무 등이 있다. 이를 활용할 식이요법은 다음과 같다.

● 율무를 분말로 하여 현미와 같이 넣고 죽을 만들어 먹는다.

● 호도 3-4개를 매일 생강즙과 장기복용 한다.

● 사과, 귤, 레몬, 오렌지 등을 껍질을 벗기고 등분하여 헝겊으로 짜서 1컵 정도의 즙을 낸다. 이것을 식후에 마시면 매우 효과가 좋다. 위산 분비를 억제시키는 데는 최고라 할 수 있다.

● 다시마 날것 또는 말린 것을 가끔 씹어 먹는다.

● 무를 강판에 갈아 즙을 내어 아침 공복에 1컵씩 마시면 낫는다.

위염을 치료하는 식이요법

위염은 과식하거나 부패한 음식물을 섭취했을 때, 여름철에 찬 것을 많이 먹었을 때 발병하기 쉽다. 발생하는 통증을 느끼며 구토, 설사 및 소화력이 약해지고 입맛을 잃게 된다.

위염에 좋은 식품으로는 구기자와 피마자가 있으며 다음과 같은 식이요법을 참고하도록 한다.

● 구기자를 응달에 말려 차처럼 달여서 3-4일 마시면 특효약이다.

● 피마자기름을 1회만 복용하되 1회량을 차 숟갈로 어른은 5개, 15세 이하는 4개, 10세 이하는 3개, 5세 이하는 1-2개를 복용한다.

위암을 치료하는 식이요법

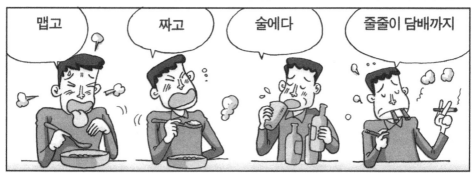

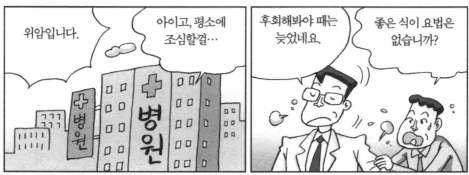

맵고 짠 음식을 좋아하는 한국인에게 위암은 가장 발병률이 높은 암이다. 위암 발병 후 초기에는 만성위장질환처럼 소화불량, 식욕부진, 압박감 등으로 둔한 통증을 느낀다. 구토를 하게 되면 커피색의 이물을 토하게 되며, 위산이 결핍되어 기력이 쇠퇴해지는 등 빈혈 증세까지도 겸한다. 암이 차츰 진행됨에 따라 부종이 나타나기도 한다.

(1)암 식이요법의 기본수칙.

약물요법, 방사선요법, 외과요법 등의 암치료법이 효과를 발

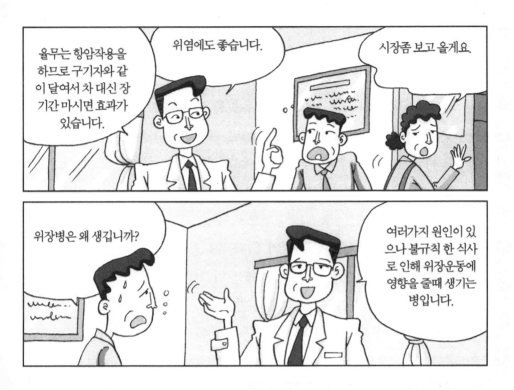

휘하기 위해 먹기 쉬운 유동식을 통한 각 영양소 공급과 수면을 충분히 취한다. 암세포가 있어도 식사를 포함한 일상생활에 주의를 기울여 암세포 증식을 억제, 암발생률을 낮춘다.

⊙ 암을 예방하고 암세포의 증식을 예방하려면 과식, 비만을 예방할 필요가 있다. 과음, 과식을 피함

⊙ 지방의 과잉섭취를 삼가 한다. 육류의 기름기를 제거하고 튀긴 음식은 많이 먹지 않도록 한다.

⊙ 염분섭취를 삼가면서 엷은 맛에 익숙해지는 것이 중요하

다. 염분을 과잉섭취하면 식도암이나 위암을 유발하는 요인이
된다.

◆ 비타민 A, C, E, 카로틴, 섬유질을 적극적으로 섭취한다.
발암촉진물질의 작용을 억제하고, 암 발생인자를 억제하기 위
해 비타민이 많은 녹황색채소, 생야채 섭취량을 늘린다.

◆ 심하게 탄 음식은 먹지 않도록 한다. 고기나 생선 등을 굽
다가 태우면 발암물질이 생성되므로 구운 고기나 구운 생선을
연일 계속해서 먹는 것은 삼가 한다. 대신 발암물질의 활동을
억제하는 작용이 있는 식품을 함께 섭취한다.

◆ 고단백, 고열량식을 원칙으로 한다.

◆ 암을 예방하려면 베타-카로틴이 함유된 식품을 섭취함이
좋다. 하루에 베타-카로틴 15mg(당근 200g 1개 정도) 이 필요
하다. 베타-카로틴의 흡수율을 높이려면 기름을 이용해서 조
리해 먹어도 좋다. 몸 안에 축적되었다가 효과를 낼 수 있다.

◆ 알코올이나 커피의 과음은 암을 유발하는 요인이 되므로
적당히 마신다. 위스키 2잔, 맥주 2병, 커피 3잔정도

◆ 주변에 암을 유발할만한 요인을 피해야 한다. 바이러스, 방
사선, 의약, 농약, 배기가스, 자외선, 담배연기

◆ 암 예방.

- 특정식품이나 영양소에 편중되게 섭취하지 않도록 한다.
- 동물성 단백질, 비타민, 무기질이 풍부한 식품을 섭취한다.

◐ 지나치게 짜거나 뜨거운 물, 가공식품은 피한다.

◐ 식품 중, 곰팡이가 자라난 부분은 제거한 뒤, 잘 씻어서 먹는다. 땅콩이나 옥수수에 생기는 곰팡이는 강한 발암물질을 생성한다.

◐ 약물요법, 방사선 요법 실시 중에 구토와 메스꺼움이 있는 경우.

– 식사에는 기름기 적은 음식을 먹되 횟수를 늘려서 조금씩 먹는다.

– 주기적으로 특정시간에 나타나면 그 시간대 전후에는 금식한다.

– 식전 30분-1시간에는 음식을 먹지 않는다.

– 구토가 있으면 당분이 많은 것을 피하고, 짭짤한 음식을 먹는다.

– 의사와 의논하여 메스꺼움 방지 약을 식전에 먹도록 한다.

◐ 생식은 절대 피하도록 한다. 날계란, 회 등 감염될 염려가 있는 생식은 피한다.

◐ 과로를 피하고 햇볕은 너무 많이 쬐이지 않는다.

◐ 평소 영양섭취와 수면을 충분히 취한다.

(2) 적극적으로 먹어야 할 것들

1) 발암물질 억제식품 – 시금치, 완두, 우엉, 옥수수, 감귤류, 버섯류(느타리, 영지, 송이 외), 호박, 감자(껍질), 율무(율무(2)에 현미(6):검정콩(1):팥(1)의 비율로 미음을 쑤어 먹는다).

2) 비타민 A, C, E 함유식품 – 콩, 감자, 현미, 녹황색채소, 간, 당근, 무

3) 암예방 식품.

– 미역, 다시마, 한천, 톳을 잘 세척하여 염분을 없애고, 말려서 분말로 1회 6-10g을 1일 3회 섭취하면 발암물질을 흡착, 배설시킨다.

– 냉이, 씀바귀, 달래, 돌나물 등의 푸른색 야채 몇 가지를 배합해서 1회에 150-200cc, 매 식사 30분-1시간 전에 섭취하면 효과적이다.

(3) 민간요법에서의 식이요법

위암에 좋은 음식으로는 율무, 현미, 구기자, 마름이 있으며 민간 식이요법은 다음과 같이 참고하도록 한다.

● 율무는 항암작용을 한다. 현미분, 율무분, 소매분 각 100g 과 흑설탕, 소금 약간과 초 1숟갈, 물로 찐빵이나 케이크 등을 만들어 먹으면 암의 치료 또는 예방에 효과가 크다고 한다. 율 무와 구기자를 넣어 달여서 차 대신 장기간 마셔도 효과가 있 다.

● 마름의 열매 5개와 물 1홉을 달여서 반쯤 되면 1일 3회로 나눠 식사 전에 마시면 효과가 있다.

십이지장궤양을 치료하는 식이요법

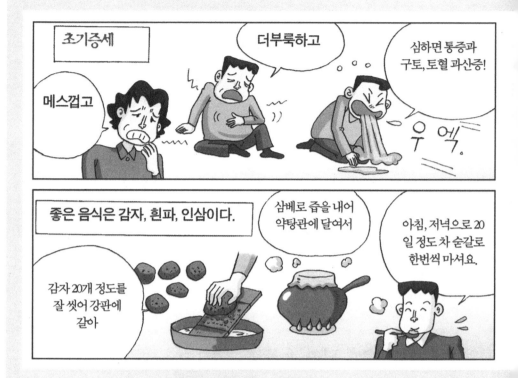

십이지장궤양은 위궤양과 더불어 비교적 많이 발병하는 현대
질환 중에 하나이다. 초기에는 메스껍고 심하부에 가스가 차며
위산이 많아 더부룩함을 느낀다. 십이지장궤양이 심할 경우 심
한 통증과 하혈이 있다. 처음은 상부부통증, 구토, 토혈, 과산
증이 나타나게 된다. 감자와 흰 파, 인삼이 좋다.

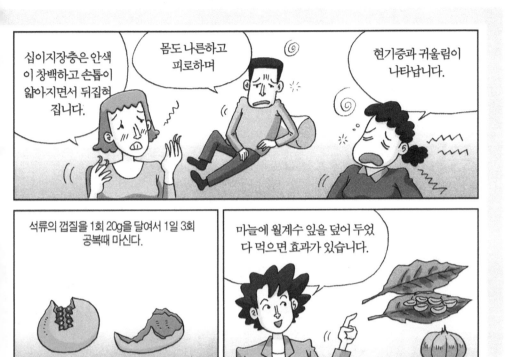

(1)위, 십이지궤양 식이요법의 기본수칙

궤양부위를 보호하면서 환자가 음식물의 적용여부에 따라 다양한 식품을 선택하여 충분한 영양소를 적극적으로 공급함으로서 궤양을 회복할 수 있다. 회복되고도 재발을 방지하기 위해서는 최저 6개월-1년간 식생활에 주의해야 한다.

위궤양으로 진단을 받은 후 약물치료와 식이요법을 병행하면 약 1/3은 완치되며, 6개월간 치료하면 1/2이 치료된다. 6개월 이상 지나도 치료되지 않는 난치성궤양은 식이섭취를 엄격히 제한할 필요가 없으나 1년간 치료를 계속해야 한다.

◑ 궤양에 따른 토혈이 있으면 멈출 때까지 우선 금식하고, 갈증을 달랠 정도로 보리차를 마시며 절대 안정한다.

◑ 토혈(하혈)이 멈춘 후에는 미음을 하루에 6회(2시간 간격), 상태가 순조로우면 미음에서 쌀로 2-3일 간격으로 분량을 늘려간다.

◑ 오심, 구토, 출혈 등의 증상이 심할 때는 일시적으로 금식하고 영양주사를 맞는다.

◑ 원칙적으로 고열량의 유동식을 소량씩 여러 번 먹는 것이 좋다.

◑ 증상이 가라앉아 2-3일후 회복되면 유동식(3-5일간)에서 반유동식(3부 죽 : 3-5일), 연질식, 보통 식으로 바꾸어 먹도록 한다.

◑ 출혈이 있으면 10일 전후로 보통 식을 먹도록 한다.

 유동식이나 반유동식 기간 중에는 주식, 부식 모두 소화가 잘 되고 먹기 쉬운 것으로 조리한다.

◑ 양질의 단백질, 미네랄, 비타민 A, C 등을 충분히 섭취한다. 궤양부위의 상처와 영양결핍을 회복하기 위해 점막의 재료가 되는 이들 영양소를 공급해 주어야 한다.

◑ 식사는 부족한 듯 8부 정도로 섭취하며, 취침전의 간식은

금한다. 포만상태가 될 정도로 음식을 먹으면 궤양을 악화시킬 우려가 있다.

◑ 음식은 소화가 잘 되도록 딱딱한 것, 말린 것은 천천히 잘 씹어 먹는다.

◑ 식사는 스트레스를 받지 않는 이완된 분위기에서 즐겁게 하고, 식후 30분간 안정한다.

◑ 통증이 심한 경우에는 위에 자극이 되지 않도록 부드럽게 익히거나 쪄서 먹는 것이 좋다.

◑1일 3회 정해진 시간에 규칙적으로 식사를 한다.

공복 시 궤양의 통증을 막고 위에 대한 부담을 덜어주기 위해 공복시간 (10,15,17시)에는 간식을 권한다.

◑ 특정식품을 먹고 통증을 느끼는 환자가 있을 수 있으므로 같은 식품이라도 섭취가 무방하거나 피해야 하는 등 개별적인 식품제한이 필요하다.

특정식품의 제한 시에는 영양상의 불균형을 초래하지 않도록 전문가와 상담하도록 한다.

◑ 식사 중에는 물, 국물, 음료 등을 함께 많이 마시지 않도록 하고, 식후 30-60분후에 섭취한다.

◑ 너무 뜨겁거나 찬 음식은 위를 자극하므로 피한다.

◑ 궤양치료에 있어서, 혹은 공복 시의 통증을 즉시 멎게 하려면 물을 마셔 서 위액을 묽게 하면 된다. 위산의 공격력을 악화

시키는 수단이 되며, 물 대신 우유 등의 알칼리성 식품을 마셔도 좋다.

○ 덤핑증후군의 증상이 있을 때는 음식물이 소장으로 넘어가는 것을 늦추기 위해 식후 바로 눕는 것이 도움이 된다.

○ 지방, 섬유질이 많은 음식은 피한다.

○ 소금기 많은 음식은 피한다. 위 점막의 부기를 가져와 위 기능을 악화시킨다.

○ 흡연, 음주는 피한다.

○ 당분은 설탕, 꿀보다 감자류, 곡류, 전분성 식품을 섭취하도록 한다.

○ 신맛이나 자극이 강한 것, 질긴 것, 기름기가 많은 음식은 피한다. 알코올, 담배, 향신료 등은 궤양을 악화시킨다.

○ 위 운동을 억제하고 소화 흡수가 잘되는 유화지방이 적당하다. 생크림, 버터

○ 급성기 환자에서는 시간마다 우유나 크림, 혼합물(90g)을 공급한다. 통증이 심한 경우는 우유나 제산제를 자주 공급한다. 증상이 개선되는 상태를 보아 하루 2회 유동식을 준다.

○ 회복단계에 오면 하루에 소량씩 6회의 음식을 주거나 소량의 식사 3회, 중간식 3회를 준다.

○ 위산분비를 촉진하는 식품은 금한다.

(2) 적극적으로 먹어야 할 것들

1) 유동식. 우유, 미음 – 우유는 하루에 1-2컵 정도

우유는 위산을 중화시켜 위벽을 보호하고 통증을 가라앉히는 효과가 있다. 단, 설사를 하는 사람은 바나나우유를 먹거나 우유를 체온정도로 데워서 소량씩 마시도록 한다.

2) 만성일 때 – 감자(특히 출혈이 있을 때, 출혈을 멈추고, 상처를 수복시키는 알기닌 성분 함유), 달걀, 두부, 우유, 요구르트, 버터, 생크림, 토스트, 고기(지방이 적은 것), 생선(지방이 적은 것, 흰 살).

3) 연질실.

– 반숙계란, 야치(부드럽게 익힌 것), 죽(5부, 7부), 야채스프, 닭고기(가슴부위), 토스트, 생선(흰 살). 위에 자극을 주지 않음.

– 생선회 (흰 살) – 위에 부담이 적고 지방이 적으며 단백질이 많음. 단백한 맛이 나서 식욕이 없는 환자에게 좋다. 넙치, 도미, 가자미 등.

– 두부, 콩류, 무, 진밥, 보리차

4) 채소류 – 호박, 당근, 무, 시금치, 양배추(예방, 치료효과 탁월)

5) 과일류 – 사과, 복숭아, 바나나, 통조림

6) 육류 – 닭고기, 연한 쇠고기(구이는 피함), 돼지등심살, 넓적다리살

7) 주식 – 죽, 진밥, 빵 등을 먹는 것을 원칙으로 한다.

가루치즈 – 우유 중 양질의 영양소를 농축하여 영양가가 높다.

8) 비타민, 무기질 함유식품 – 감자, 고구마, 토란, 녹황색야채

(3) 먹지 말아야 할 것들

1) 만성일 때 – 지방이 많은 생선. 육류, 찰밥, 볶음밥, 우엉, 산채

2)알코올 – 특히, 알코올 함량이 높은 소주, 브랜디, 위스키단, 알코올에 대해 자각증상을 느끼면 어떤 술이든 금한다.

3) 담배 – 흡연시의 니코틴과 타르는 위로 운반되어 위 점막을 자극하고, 폐에서 흡수된 니코틴도 위 점막의 모세혈관 축소, 저항성을 약화시켜 궤양을 유발, 악화시킨다. 끊을 수 없을 때는 식후에만 피우도록 한다.

4) 탄산음료, 카페인 음료. 맥주, 사이다, 콜라, 홍차, 커피, 코코아 – 궤양부위를 악화시킨다.

5) 향신료, 양념, 향이 강한 채소. 고추장, 생강, 식초, 카레, 마요네즈, 케첩, 된장, 마늘, 겨자, 부추, 우엉, 죽순, 샐러리, 카레가루, 고추

6) 과일, 견과 채소류.

– 감귤, 레몬, 겨자. 위에 대한 자극물질로서 위산분비를 촉진한다.

– 딸기, 김치, 파인애플, 감, 참외, 곶감, 대추, 건포도, 복숭아, 수박, 사과껍질, 배, 자두, 파인애플 통조림 등 과일은 섬유질이 많다.

- 고사리, 파, 쑥갓, 죽순, 양배추, 샐러리, 숙주, 도라지 미나리, 오이지, 파슬리

7)위산분비 촉진식품.

생계란, 생야채, 탈지분유, 고기스프, 고기 구운 것, 젓갈, 건어물

8) 된밥, 떡, 떡국, 잡곡밥, 수제비, 국수, 팥밥, 팥죽, 피자파이, 스파게티, 냉면, 라면, 현미

9) 오징어, 문어, 낙지, 조개류. 소화율이 좋지 않다.

10) 옥수수, 땅콩, 식혜, 수정과, 엿, 밤, 미숫가루, 잼, 캔디 등 단맛이 강한 과자류

11) 미역, 다시마. 소화되지 않은 상태로 궤양부위에 끼게 되므로 섭취를 금한다.

12) 섬유소가 많은 야채류. 우엉, 연근, 산나물, 샐러리 등 야채는 출혈 후, 수술 후 궤양이 생긴 직후일 때 제한한다.

13) 고기나 멸치국물

14) 염장제품. 젓갈, 조림

15) 붉은 살생선

(4) 민간요법에서의 식이요법

● 감자 20-30개를 잘 씻어 강판에 갈아 삼베로 즙을 짜내어 약탕관에 서서 히 달여서 아침, 저녁으로 약 20일간 차 숟갈로 한 번씩 물로 먹는다.

● 흰파 2개와 인삼 1개, 감자 1개, 물 2홉을 넣고 오래 두었다가 식사 전에 1잔씩 장기간 복용하면 특효가 있다.

위장병을 치료하는 식이요법

위장병은 주로 불규칙한 식이로 인하여 위장운동에 영향을 줄 때 생기는 병이다. 현대인의 만성 질환 가운데 하나인 위장병은 공복 시의 위장운동이 위 점막을 자극하기 때문에 위에 세로주름살이 생기고 허해진다. 이때는 위에 통증이 오게 되고 때로는 장 복통을 수반하기도 한다.

위장병에 좋은 식품으로는 구기자 잎과 민들레 잎을 들 수 있다. 이를 활용한 민간 식이요법은 다음과 같이 참고한다.

● 민들레 잎을 된장찌개, 나물로 요리하여 장기적으로 복용한다.

● 구기자 잎을 달여서 차 대신 1개월 정도 마시면 위장이 튼튼해지면서 낫는 다.

십이지장충을 치료하는 식이요법

십이지장충은 안색이 창백하고 손톱이 얇아지면서 뒤집혀진다. 아울러 몸이 나른하고 피로해지며 현기증, 귀울림이 나타난다. 이에 좋은 식품으로는 석류, 마늘, 호도, 호박, 율무뿌리가 있으며 민간식이요법은 다음과 같다.

● 석류의 껍질을 1회에 20g을 달여서 1일 3회 공복 때 마신다.

● 마늘에 월계수 잎을 덮어 두었다가 먹거나 생마늘 그대로나 구운 마늘을 10-15일 또는 장기간 복용하면 특효가 있다.

● 율무뿌리 말린 것을 잘 씻은 뒤 달여서 오랫동안 차처럼 마시면 특효가 있다.

● 호박 잎사귀를 응달에 말려서 가루로 만들어 차 스푼 하나씩 1일 3회 5-10일 복용하면 효과가 크다.

● 호도 알맹이를 1회에 10개씩 1일 3회 식사 전에 복용한다.

과민성 대장 증후군을 치료하는 식이요법

(1) 과민성 대장 증후군 식이요법의 기본수칙

◐ 설사형인 경우는 장관을 자극하는 식물섬유 식품을 제한하고, 변비형인 경우 는 반대로 통변을 위해 이들의 제한을 완화한다. 단, 과식하면 장관을 자극하게 되어 복통의 원인이 된다.

◐ 증상이 심한 경우는 입원하여 금식요법을 시행해야 한다.

◐ 스트레스도 유발요인이 될 수 있으므로 스트레스를 받지 않도록 하고, 특히 직장이나 가정에서의 정신적인 긴장, 트러블이 있으면, 그것을 제거하도록 한 다.

◐ 규칙적인 식사를 하고, 지나치게 뜨겁거나 찬 음식은 피한다.

◐ 장관을 자극할만한 음식, 음료를 금하고, 향신료도 제한하면서 사용한다.

◐ 익힌 야채류 등 부드러운 섬유류는 적극 섭취하는 것이 좋다.

◐ 자극성 음식을 피하고, 가스가 많은 사람은 콩류, 감자 등

을 피한다.

● 과음, 과식, 과로를 피하도록 한다.

● 충분한 수면과 규칙적인 배변습관을 갖는 것도 중요하다.

● 음식은 필요한 열량, 단백질, 비타민을 섭취한다.

● 과도한 흡연, 알코올 등을 삼가 해야 한다.

● 지나치게 뜨겁거나 차가운 것, 자극성 물질은 피한다.

● 적당한 운동과 휴식을 취한다.

● 규칙적이고 여유 있는 생활을 하도록 한다.

● 병에 대한 올바른 인식을 갖게 하도록 하고, 환경 조정 등 정신적인 치료와 훈련요법을 실시한다.

● 냉한 곳에 몸을 노출시키는 것을 피한다.

(2) 적극적으로 먹어야 할 것들

1)식물섬유식품. 콩류, 해조, 버섯, 야채, 바나나, 사과, 파인애플

(3) 먹지 말아야 할 것들

1)우유, 유제품. 치즈, 요구르트, 케이크, 크림스프

2)주류. 맥주

3)카레, 후추, 우엉, 콩류

4)가스가 많은 사람. 콩류, 우엉, 감자류

일상생활의 질환 장애와
식이요법

갱년기 장애를 치료하는 식이요법

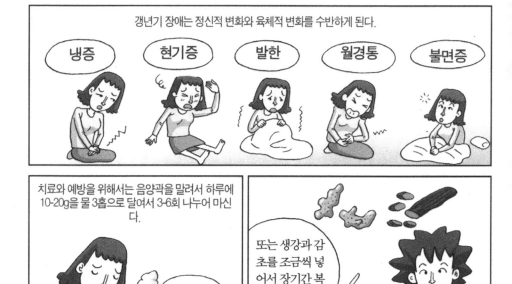

갱년기 장애는 연령과 함께 난소의 상태가 저하하여 호르몬 분비가 균형을 잃게 되는 것이다. 때로는 정신적 변화가 일어나게 되기도 하며 냉증, 현기증, 발한, 월경통, 불면증 등을 수반한다.

일반적으로 갱년기 장해에 좋은 식품으로는 땅두릅나무, 마늘, 석남, 결명, 뽕나무, 음양곽, 이질풀이 있다. 치료와 예방을 위해 민간에서 처방하고 있는 식이요법은 다음과 같다.

● 땅두릅나무의 줄기 또는 뿌리의 생즙을 짜서 1회에 1홉을

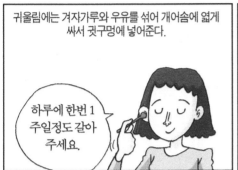

귀울림에는 겨자가루와 우유를 섞어 개어솜에 엷게 싸서 귓구멍에 넣어준다.

하루에 한번 1주일정도 갈아 주세요.

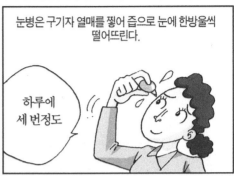

눈병은 구기자 열매를 찧어 즙으로 눈에 한방울씩 떨어뜨린다.

하루에 세 번정도

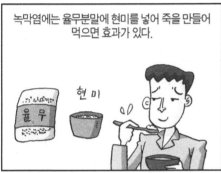

녹막염에는 율무분말에 현미를 넣어 죽을 만들어 먹으면 효과가 있다.

율무

현미

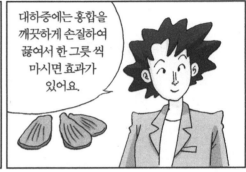

대하증에는 홍합을 깨끗하게 손질하여 끓여서 한 그릇 씩 마시면 효과가 있어요.

3번으로 나누어 7일 이상 복용하면 특효가 있다.

● 마늘에 월계수잎사귀를 덮어두면 냄새가 없어져서 장기간 복용할 수 있다. 이 마늘을 매일 2-3쪽씩 먹으면 치료에도 효과가 있고, 예방에도 좋다.

● 석남의 잎사귀를 말려 1일 1회 5g를 10-20일 달여 마시면 효과가 좋다.

● 음양곽을 말려서 1일에 10-20g를 물 3홉으로 달여서 3-6회로 나누어 공복 기에 마시면 특효가 있다. 또한 생강과 감초를 조금씩 넣어서 장기간 복용하면 효과가 크다.

● 뽕나무가지 말린 것 10g, 이질풀 말린 것 10g과 결명의 씨 5g를 물 1되로 달여서 따뜻한 차 대신 마시면 효과가 좋다.

● 큰 대추 10개, 당감초 8g, 소맥 1그릇 등을 7그릇 정도의 물에 끓여 자주마시거나 또는 큰 대추 10개를 태워 가루로 만든 다음, 10g 정도를 술에다 마셔도 낫는다.

귀울림을 치료하는 식이요법

귀울림 증상은 귓속이 흔들리거나 알맹이가 구르는 느낌, 다른 질병이나 빈혈로 나타나는 경우가 있다. 일반적으로 고막외부에 이물이 있을 때나, 청취가 어렵거나, 중이염 등의 질환으로 발병한다.

귀 울림에 좋은 식품으로는 겨자가루, 곶감을 들 수 있다. 이러한 귀 울림 증상을 예방하고 치료하기 위해 민간에서 처방하고 있는 식이요법은 다음과 같다.

● 겨자가루에 젖 또는 우유를 같은 양으로 개어 솜에 엷게 싸서 귀구멍에 내어 넣고 1일 1회로 1주일 정도 갈아 넣어주면 특효가 있다. 청취가 불가능할 때 효과가 좋다.

● 곶감 30개를 찹쌀 2-3되로 떡을 만들어 며칠을 나누어 먹든가 국을 시원하게 끓여 1-2주일 먹으면 청각에 효과가 좋다.

눈병을 치료하는 식이요법

눈병은 눈의 흰자위가 빨갛게 충혈 되고 눈곱이 끼며 피로가 빨리 오는 증상을 말한다. 때로는 눈알이 아프기도 하다.

일반적으로 눈병에 좋은 식품으로는 찹쌀, 구기자열매, 콩 줄기, 냉이, 식염, 홍차가 있다.

치료와 예방을 위해 민간에서 처방하고 있는 식이요법은 다음과 같다.

● 찹쌀 5홉을 생지황 삶은 물에 3-4일 불렸다가 말려 죽을 쑤어서 하루에 한 그릇씩 먹으면 특효가 있다. 특히 충혈 된 눈병에 좋다.

● 구기자열매를 찧어서 즙을 짜내서 눈에 한 방울씩 1일 3회로 떨어뜨리면 낫는다.

● 콩의 줄기와 깍지를 삶은 물로 눈을 씻어내면 낫는다. 특히 눈알이 아플 때는 삶을 때 올라오는 김에 눈을 쏘이면 특효가 있다.

● 냉이를 달여서 차처럼 2-3일 마시면 낫는다. 특히 눈알이 아플 때 흔히 이용하는 방법이다. 또한 냉이 즙으로 씻어 내어

도 좋다.

● 홍차를 진하게 달여서 식염을 약간 넣고 따뜻할 때 눈꺼풀 부위를 씻으면 효과가 있다. 이는 눈곱이 낄 때나 결막염에도 효과가 좋다.

늑막염을 치료하는 식이요법

늑막염이란 늑간이 살며시 아프며 헛기침, 식욕부진, 두통, 호흡곤란 등을 일으키고 찌르듯이 아픈 증상이 나타난다.

일반적으로 늑막염에 좋은 식품으로는 풀고사리, 마늘, 율무, 매실, 피마자가 있다.

치료와 예방을 위해 민간에서 처방하고 있는 식이요법은 다음과 같다.

● 풀고사리 말린 것을 적당히 달여 1일 3회 이상 2-3일간 차 마시도록 한다.

● 마늘 200g와 소주 1되, 설탕200g를 병에 넣고 밀봉해서 3-6개월쯤 지나서 매일 한잔씩 장기 복용한다.

● 율무분말에 현미 적당량을 넣어 죽을 만들어 먹으면 특효가 있다

● 매실 풋것을 강판에 갈아 즙을 내어 이 액즙을 넓은 그릇에 담아 햇빛이나 열로 수분을 증발시키면 매실이 되는데, 늑막염으로 미열이 있거나 기침이 심할 때 콩알만 하게 만들어 매일 3개씩 1-2주간 복용하면 특효가 있다.

● 피마자 한 줌과 석산초의 뿌리 1-2개를 넣고 찧어서 양 발 바닥에 붙여 붕대로 감고 10시간쯤 지나게 되면 물기가 대소변으로 나오는 특효가 있다. 만일 시간이 지나도 약효가 없으면 중지하도록 한다.

대하증을 치료하는 식이요법

평소에 여성의 성기에서는 분비물이 나와 질을 촉촉하게 만들어 주는데, 대하증이란 여성의 생리현상이 변하여 병적으로 액체분비물이 많아지거나 또한 적색, 백색, 무색 대하가 질 밖으로 흐르는 것을 말한다. 이런 대하증 중에서 적색대하는 간편한 치료가 필요하다. 원인은 주로 부인의 성교가 지나치게 많거나, 독신녀의 성생활이 비정상적인 경우이며 대체로 임질 균으로 인하여 소화가 안 되며 고민이 많아서 변이 비정상적인 경우에는 음부에서 적, 백대하인 분비물이 흐르게 된다.

대하증에 좋은 식품으로는 석류, 맨드라미, 쑥 잎, 연밥, 은행이 있다.

치료와 예방을 위해 민간에서 처방하고 있는 식이요법은 다음과 같다.

● 석류의 껍질을 물 한 사발 정도로 달여서 공복 때 마시는데 매일 3회씩 3-4일 마시도록 한다. 이는 특히 자궁 출혈에도 효과가 있다.

● 맨드라미꽃 말린 것 한 주먹을 물 2홉으로 반이 되게 달여서 1일 3회씩 식전에 복용하면 효과가 있다. 특히 백대하증에 특효가 있다.

● 쑥 잎과 마늘 40g, 말오줌나무 40g를 헝겊에 싸서 우려낸 물을 덮게 데워서 입욕을 하도록 한다.

● 껍질 벗긴 감인을 달여 놓고 차 마시듯 자주 마시도록 한다.

● 후춧가루와 찹쌀가루를 같은 비율로 섞은 다음 식초로 반죽하여 탕을 끓여 복용하면 특효가 있다.

● 홍합을 깨끗하게 손질한 다음 끓여서 한 그릇씩 마시면 효과가 있다.

● 메밀을 뽑아 가루를 낸 것에 계란 흰자위를 배합하여 콩알만 한 크기로 환을 지어 1회에 20-30알씩 매일 3회 복용하는데 따끈한 소금물로 복용한다.

● 은행 알 1홉을 구워서 물 2홉에 꿀 10숟갈을 넣고 미음을 새벽마다 복용하면 특효가 있다

두통을 치료하는 식이요법

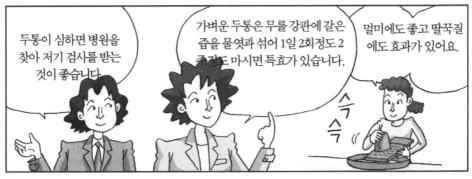

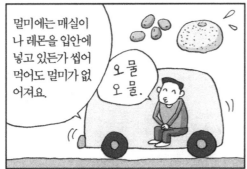

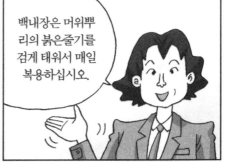

두통이란 주로 담에서 오는 증세로서 머리가 무겁고 귀가 멍해지거나 머리가 무거워지는 느낌이다. 눈과 입과 혀가 비정상이어서 음식 맛을 알지 못하고 기지개를 하면 어지러운 증상이 나타난다. 두통이 심할 경우 구역질이 나고 전신의 기운이 다 빠진다. 두통은 여러 가지 원인의 병에 합병증으로 나타나게 되는 증세이므로 장기간 지속적으로 심하게 나타난다면 의료기관을 찾아 정기검사를 받을 필요가 있다.

두통에 좋은 식품으로는 구기자, 땅두릅, 지부자, 매실, 쑥, 무가 있다.

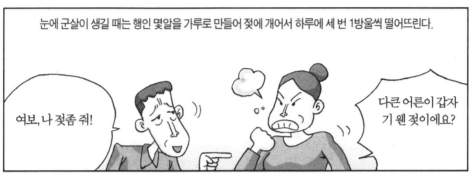

눈에 군살이 생길 때는 행인 몇알을 가루로 만들어 젖에 개어서 하루에 세 번 1방울씩 떨어뜨린다.

여보, 나 젖좀 줘!

다른 어른이 갑자기 웬 젖이에요?

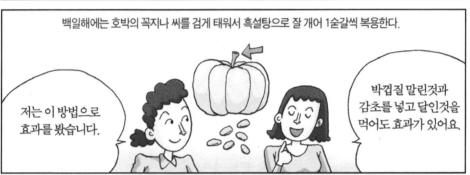

백일해에는 호박의 꼭지나 씨를 검게 태워서 흑설탕으로 잘 개어 1숟갈씩 복용한다.

저는 이 방법으로 효과를 봤습니다.

박껍질 말린것과 감초를 넣고 달인것을 먹어도 효과가 있어요.

치료와 예방을 위해 민간에서 처방하고 있는 식이요법은 다음과 같다.

- 지부자를 차 대신 마시도록 한다.

- 구기자를 1회에 1-2근을 물 5홉에 달여 마신다.

- 땅두릅의 생것을 연하고 먹기 좋게 하여 매일 1/5개 정도 장기 복용하면 특효약이 된다. 생것을 복용하기 어려우면 우엉

의 노근을 캐어 껍질을 벗겨 말린 다음 1일 1회 2-3근을 달여 마시면 즉효이다.

● 매실 풋것을 강판에 갈아 푸른 즙을 넓은 접시에 담아서 햇볕이나 열로 수분증발을 시키면 매실 엑기스가 되는데 목이나 어깨, 등, 다리가 뻐근하고 우울할 때 콩알만한 엑기스를 물 한 컵에 타서 매일 3회로 장기복용하면 특효가 있다.

● 말린 쑥 한줌을 물 3홉으로 반이 되게 달여서 차처럼 마시면 특효가 있다.

● 무를 강판에 갈은 즙을 물엿과 적당히 섞어 1일 1-2회 1-2주일 마시면 특효가 있다.

● 도토리 가루 100-150g를 엿 300g에 넣어서 잘 섞은 것을 한 번에 한 숟가락씩 식전에 세 번 먹는다. 찹쌀엿을 쓰는 것이 보다 효과적이다.

● 고혈압으로 인한 두통에는 뽕잎이 널리 이용되는데, 깨끗이 씻은 뽕잎에 적당량의 물을 넣고 달인 후 그 물로 하루에 한두 번씩 머리를 감으면 효과적이다. 잎이 갈라진 것이나 서리

를 맞은 뽕잎이 가장 좋다.

● 붉은 팥은 강심, 이뇨작용이 있어서 혈액 순환을 돕고 신진 대사를 촉진하는 효능이 있어 공기가 탁하거나 공해가 심한 곳에서의 두통에 도움이 된다. 방법은 붉은 팥 한줌에 물 4컵을 붓고 물이 2컵이 될 때까지 푹 달인다. 이 팥물을 하루에 두 번 또는 두통이 있을 때마다 마신다. 장복하면 효과가 있다.

● 특별한 질환이 아닌데도 두통으로 시달림을 받을 때는 고삼과 대추를 이용한 민간요법이 효과적이다. 고삼과 대추 각각 10g씩을 용기에 넣고 물 3컵을 부어서 한 컵으로 줄때까지 푹 달인다. 이것을 냉장고에 보관해 두고 하루 두 차례정도 계속 마셔도 되고 두통이 있을 때마다 마신다.

간 경변을 치료하는 식이요법

(1) 간경변 식이요법의 기본수칙

* 대상성 간경변 (전신권태, 식욕부진 등 가벼운 증상)

◗ 탄수화물을 중심으로 충분한 에너지를 보급한다. 비만증이 함께 있는 경우는 약간 저에너지 식으로 한다.

◗ 고단백, 고 비타민, 미네랄식이 고열량식과 함께 치료의 기본이 된다. 이들은 간장의 기능을 적극적으로 유지하기 위해 필요하다. 특히 단백질이 부족하지 않도록 하는 것이 중요하며, 그 중 3/2 는 동물성 단백질이 차지하도록 한다. 단백질은 80-100g 이상, 총열량은 2000-3000kcal가 필요하다. 단백질은 간성뇌증예방을 위해 필요하므로, 바린, 로이신, 이소로이신(분지아미노산)이 많은 식품을 선택하도록 한다. 단, 비만증이나 당뇨병이 합병된 환자는 단백질 섭취를 제한해야 한다.

◗ 식물섬유를 충분히 섭취한다.
고 암모니아 혈증을 방지하기 위해 변통이 잘 되게 한다.

◗ 담즙분비의 장해나 비만이 있는 경우는 지방섭취를 줄인다. 그 외의 사람은 각자 기호에 맞추어 섭취해야 좋다.

◑ 어느 정도 정상생활을 할 수 있는 안정기에는 편식을 하지 말고 환자가 원하는 음식을 먹도록 한다. 야채를 포함한 식사를 하는 것이 좋다.

◑ 적절한 양의 지방을 섭취한다. 열량을 높이고 식욕을 증진시킴.

◑ 알코올 중독으로 인한 간경변에는 금주를 함으로써 식이요법의 효과가 빨리 나타난다. 이는 식욕이 왕성해져 식사를 잘한 결과이며, 병의 경과도 양호 하게 된다.

◑ 열량보충을 위해 꿀, 설탕, 쨈, 저감미성 당질식품을 허용한다.

◑ 식사량이 많아서 먹을 수 없을 때는 식간에 우유, 치즈, 계란, 과일, 감자류를 섭취한다.

(2) 간경변 식이요법의 민간요법

딸꾹질의 치료와 예방을 위해 민간에서 처방하고 있는 식이요법은 다음과 같다.

● 몸이 쇠약해진 환자가 딸꾹질을 계속할 때는 젖 100ML와 날계란 3개를 두 시간 간격으로 먹으면 좋다. 무를 숟가락으로 긁거나 채판에 갈아 즙을 낸 다음 꿀을 적당히 가미하여 먹어도 효과가 있다. 잘 낫지 않을 때는 이 같은 방법을 2-3번 계속 반복한다.

● 생강 7쪽과 칼집 낸 곶감 7개를 용기에 넣고 물 5컵을 부어서 약한 불에 물이 2/3로 줄어들 때까지 달여서 냉장고에 넣어 두고 딸꾹질이 날 때마다 마신다.

● 감꼭지 3개와 감하나 깍은 분량의 감 껍질을 물 한 대접에 넣어서 물의 양이 한 컵 정도 나오면 즙만 내어 마신다. 횡격막의 경련에 의해서 일어나는 딸꾹질은 감 껍질이 효과적인데, 이는 근육을 평온하게 해주는 울소릭산, 오리아릭산이 감 껍질 속에 함유돼 있기 때문이다.

● 도라지를 짓찧어 그 즙을 한두 숟가락씩 하루에 3번 빈 속에 먹는다. 그래도 딸꾹질이 멈추지 않으면 껍질 벗긴 생강을 짓찧어 가제나 얇은 천에 짜 즙을 낸 후 이 즙 한 숟가락에 꿀한 숟가락을 풀어먹으면 효과적이다.

비대상성 간경변 (복수, 부종, 식도정맥류, 간성뇌증에 의한 신경증상, 의식장해)

○ 저 나트륨, 고열량, 고 비타민식을 해야 한다.

○ 단백질은 하루에 30-40g 정도로 엄격하게 제한한다. 혈액 중의 암모니아를 저하시키는 단백질을 제한한다.

○ 조리용 기름은 거의 사용하지 않고 육류, 어류도 기름기가 적은 것을 섭취한 다. 간경변일 때는 지방의 소화능력이 현저하게 떨어진다.

○ 부드럽고, 소화가 잘 되는 식품을 섭취한다.

○ 에너지가 부족하지 않도록 하고 에너지원은 탄수화물을 중심으로 하여, 전분, 서당, 과당, 포도당을 충분히 보급한다.

○ 염분을 1일 7g 이하로 제한한다. 염분의 제한을 잘 지키고 이뇨제 사용 시에는 최소한의 양을 사용함이 복수나 부종 치료의 기본이다. 무염식환자는 식욕부진, 구역, 오심이 있을 수 있으므로 식욕을 돋우는 향신료(식초, 설탕)를 첨가한다.

◯ 수분을 1일 1-1.5l 이내로 제한한다.

◯ 간성혼수를 동반한 경우는 단백질 섭취량을 1일 30g 이하로 줄인다.
그 대신, 섭취해야할 필요열량은 탄수화물을 포함시켜 공급한다. 증상에 따라서 무 단백 식을 한다. 혼수에서 깨어나 상태가 점차 좋아지면 단백질량을 늘려간다.

◯ 당뇨병이 합병증일 때는 섭취열량을 제한할 필요가 있다.

◯ 의식장해가 있어서, 간성혼수의 징조가 보일 때는 단백질을 제한한다.
암모니아를 발생시키는 단백질을 피하기 위함이다.

(2) 적극적으로 먹어야 할 것들
1)비타민, 미네랄식품. 우유, 유제품, 녹황색채소, 과일이 부족하지 않도록 섭취하는 것이 중요하다. 특히, 우유, 계란은 되도록 매일 섭취한다.

2)식물섬유식품. 곡류, 야채, 버섯, 과일,, 굴, 청어, 해삼, 넙치, 소라, 정어리, 오징어, 고등어, 참새우, 우유, 계란

(3) 먹지 말아야 할 것들

1)육류, 어패류, 계란, 대두, 기름(비대상성 간경변일 때)

2)당질식품 (염분이 많은 것). 우동, 메밀국수

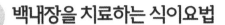

백내장을 치료하는 식이요법

백내장이란 수정체나 각막의 단백질의 탁해서 시력에 방해가 되는 경우를 말한다. 당뇨병과 눈의 상처는 병의 원인으로 발생되는 경우도 있으나 선천적으로는 눈에 군살이 생겨 일어나기도 한다.

일반적으로 백내장에 좋은 식품으로는 꿀풀, 행인, 머위뿌리, 백남천조가 있다.

치료와 예방을 위해 민간에서 처방하고 있는 식이요법은 다음과 같다.

● 머위뿌리의 붉은 줄기를 검게 태워서 매일 복용한다.

● 꿀풀 찧은 것 20g를 2홉의 물로 반쯤 되게 달여서 1일 3회로 마신다.

● 백남천조씨 5g 가량을 1일 복용량으로 하여 물로 달여서 차처럼 마시면 효과가 크다.

● 행인 몇 알을 가루로 만들어 젖에 개어서 하루에 세 번 1방울씩 떨어뜨리면 눈에 군살이 생길 때 효과가 크다.

멀미를 치료하는 식이요법

멀미란 심리적으로나 자율신경의 충동으로 인하여 두통 혹은 빈혈증 비슷한 구토를 하게 되는 증상을 가리킨다. 멀미를 경험했던 사람은 다시 차를 타거나, 배 또는 비행기를 탈 때 불안과 초조 등으로 더욱 심해지는 경우가 있다. 멀미를 예방하기 위해서는 자신의 불안과 초조를 의식치 않는 방법이 가장 우선일 것이다.

멀미에 좋은 식품으로는 무즙, 밤, 송진가루, 매실, 레몬이 있다.

치료와 예방을 위해 민간에서 처방하고 있는 식이요법은 다음과 같다.

● 여행하기 전에 무즙을 1일 1-2회로 1주일 정도 마시면 특효가 있다. 무즙과 물엿을 같은 양으로 넣어서 마시면 더욱 효과가 좋다. 특히 뱃멀미에 효과가 있다.

● 밤 생것을 5-10개 까서 먹도록 한다.

● 소나무의 송진가루 2-3g를 차나 배, 비행기를 타기 전에 물로 마시면 모든 멀미를 방지한다. 또한 솔잎 10잎 정도를 씹어 먹어도 효과가 좋다.

● 매실이나 레몬을 입안에 넣고 있든가 씹어 먹으면 멀미가
없어진다.

● 생강을 갈아 즙 낸 것을 1-2숟갈씩 끓인 물 1컵으로 마시
면 멀미는 없어진다.

간염을 치료하는 식이요법

(1) 간염 식이요법의 기본지침

급성간염은 대부분이 발병된 지 3-6개월 만에 완치되며, B형 간염, 수혈에 의해 감염된 간염이 중증의 간염이나, 만성간염, 간경변으로 발전하기 쉬우므로 평소, 충분한 안정과 식이요법을 엄격히 따르는 것이 중요하다.

◐ 간 기능을 회복시키려면 우선 하루에 필요한 열량을 충분히 섭취해야 한다.

단, 에너지를 과잉섭취하면 오히려 간 기능을 저하시키므로 과식을 삼가 한다.

◐ 급성간염의 경우.

* 발견초기에는 먹기 쉬운 죽이나 미음을 먹는다.

* 식욕이 나기 시작하면 되도록 빨리 영양의 균형을 유지하기 위해 밥을 주식으로 먹는다.

* 단백질, 비타민, 미네랄이 많이 함유된 식품을 충분히 섭취하는 것이 간 기능 회복을 앞당길 수 있다.

* 초기에는 황달증세, 구역이 심하므로 소화흡수가 잘되는 식품, 탄수화물 식 품을 주로 선택하고 부족한 열량은 비경구적으로 공급한다.

또한 지방섭취를 적게 한다.

 * 1회의 식사량이 적으면 간식을 하면서 식사횟수를 늘리고, 소량씩 섭취 하 는 것이 위장에 부담을 덜 준다.

 * 회복기에는 단백질 섭취를 늘리면서 황달증상이 소멸됨에 따라 지방 섭취를 늘린다. 단, 동물성 단백질을 2/3 정도 섭취하고 지방은 1일 40g으로 한다.

 ● 만성간염의 경우 고단백, 고칼로리, 고 비타민식을 원칙으로 한다.

 비타민 섭취를 위해 과일, 야채를 권장하며, 종합비타민을 복용하는 것이 좋다.

 ● 양질의 고단백식품을 충분히 섭취한다.

 * 간세포의 재생, 수복을 촉진하고 간 기능을 조기에 회복시키는데 단백질 섭취는 중요하다.

 * 화기에는 간세포가 파괴되므로 의식장해나 혼수를 일으키기 쉽다. 이때는 단백질을 하루에 60g이상 섭취한다.

 * 안정기에는 단백질을 하루에 80-120g 정도 섭취하되 동물성 단백질은 1/2 정도를 섭취하는 것이 좋다.

 ● 간장의 에너지원인 탄수화물을 충분히 섭취한다.

탄수화물은 글리코겐의 형태로 간에 저장되어 간을 보호하고, 간 장해를 막아 준다. 탄수화물의 공급이 줄어들면 단백질이 본래의 역할을 못하고, 분해되어 포도당으로 합성되므로, 주식과 간식으로 반드시 먹도록 한다.

1일 탄수화물 300-400g.

◯ 식욕이 없고, 복통이 있는 경우는 먹기 쉽고 소화가 잘 되는 식품을 조리해 먹거나, 주식 대신 부식을 충분히 먹는다.

이 경우, 식사횟수를 4-5회로 하고, 1일 소요량은 반드시 지키도록 한다.

◯ 비타민, 미네랄이 함유된 식품을 골고루 섭취한다.

◯ 발병 후 1-2주일간 황달의 극성기에는 식욕의 정도에 맞게 소화가 잘 되는 음식을 조리해 먹는다.

* 식욕이 저하되는 시기이므로 1일량 단백질 50g, 총열량 1500kcal이하 섭취

* 식욕이 회복되면 1일 단백질 90g, 총열량 2000-2500kcal 내지 그 이상으로 증가시킨다.

* 지용성 비타민을 공급한다.

◐ 고열량식이 간에 좋다고는 하나 입맛에 관계없이 다량 섭취하는 것은 바람직하지 않다. 이는 체중증가를 초래하여, 간기능 회복을 지연시키거나 병을 악화시킬 수 있다.

◐ 특별한 합병증이 없는 환자의 식사는 보통 식단에 육류의 살코기 한 두점 정도이면 좋다.

◐ 중증의 간염일 때는 단백질을 제한하고 혼수상태에 있을 때는 단백질은 최소 량 20-30g으로 제한한다.
 총열량은 180cal로 하며, 지방은 30g 섭취한다.

◐ 중증의 간염으로 발병 된지 2 3개월이 되어 증상이 개선되지 않고 복수가 개 선되지 않은 경우 음식중의 나트륨을 1g이하로 제한할 필요가 있다.

◐ 간장에 부담을 주는 알코올류, 향신료 등은 완치될 때까지 금한다.

◐ 복수나 부종이 있을 때는 염분과 수분을 제한한다. 염분은 10g 이내로 한다.

⊙ 자극이 강한 향신료, 지방이 많은 생선 등은 피한다.
  단, 식욕을 증진시키기 위해, 향신료를 소량 사용하기도 한
다.

⊙ 제철식품을 활용해서 다양한 음식을 섭취하도록 한다.

⊙ 식욕이 없을 때는 주식을 적게 먹고, 부식을 충분히 섭취한
다. 한 번에 식사를 할 수 없을 때는 횟수를 늘려서 충분히 영
양을 공급한다.

⊙ 회복기의 식사는 고단백 고열량식이 기본이다.

(2) 적극적으로 먹어야 할 것들
  1)단백질 식품.
  우유, 유제품, 콩류, 두부, 간, 닭고기, 쇠고기, 흰살 생선, 계란
  2)비타민, B1, B2, C 함유식품. 녹황색채소, 과일
  3)탄수화물식품. 쌀밥, 국수, 빵, 감자, 고구마, 면류
  4)마늘. 초기단계까지 병세의 진전을 막아, 병을 개선함.
  간장기능이 약해졌거나, 술로 인해 간이 손상되었음을 느끼
는 사람은 매일 조금씩 먹어두면 좋다.
  5)먹어도 좋은 식품. 요구르트, 지방이 적은 돼지고기, 입맛

이 없을 때는 아이스크림, 과일칵테일 등. 영지버섯 + 감초 + 대추를 함께 끓여 마신다.

(3) 먹지 말아야 할 것들
1)가공육류. 베이컨
2)동물성 기름
3)소금기가 많은 것, 설탕, 고추

(4) 적게 먹거나 삼가 할 것
1)버터, 육류의 기름기 있는 부위
2)음식에 넣는 기름은 식물성 유지류를 사용하되 하루에 큰 술로 2숟가락 전후 1일 에너지의 20-25%.
3)술. 소주는 1/4병, 맥주는 640cc로 제한하고, 부득불 연일 음주시에는 휴지기를 반드시 갖도록 한다.
4)자극이 덜한 겨자, 생강. 소량이면 괜찮다.

변비를 치료하는 식이요법

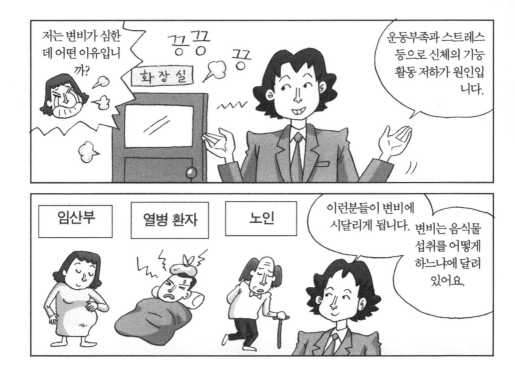

변비증은 대장내의 대변이 평소 시간보다 오래 머물러 있어서 장의 벽을 자극하여 경련이 일어나게 된다. 이로 인하여 오랜 시간 변을 보지 못하고, 딱딱해진 변이 나옴으로써 치질 및 기타 항문질환으로 이어질 수 있다. 또한 장 속에 오래 머문 숙변은 이후 만성질환으로 이어질 수 있으므로 조기 예방하는 것이 중요하다.

변비증은 운동부족 및 스트레스 등으로 신체의 기능 활동 저하가 원인으로 작용한다. 주로 임신부, 열병환자, 노인 등이 많다. 또한 흡연, 음료수 등의 과다섭취로 장을 자극시켜도 장이

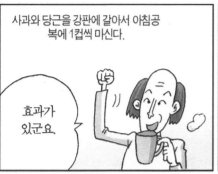

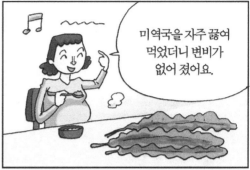

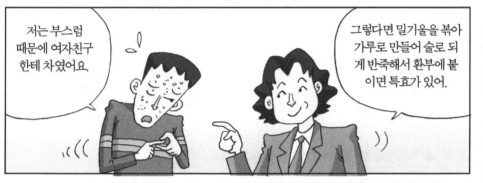

수축을 일으켜 통증을 느끼게 한다. 이 병은 음식물 섭취를 어떻게 하느냐에 달려있다.

일반적으로 변비증에 좋은 식품으로는 감자, 매실, 꿀, 사과, 당근, 잣, 무, 냉이, 아주까리, 미나리가 있다.

치료와 예방을 위해 민간에서 처방하고 있는 식이요법은 다음과 같다.

● 감자의 전분을 스프 또는 떡을 만들어 적당히 먹으면 효과가 있다.

● 매실 1개씩을 아침 공복 때 먹으면 낫는다.

● 꿀 1-2숟갈을 잠자기 전에 물 1컵에 타서 마시면 특효가 있다.

● 현미를 주식으로 하거나 미숫가루를 1-2숟갈을 보리차 1컵에 타서 먹으면 되는데 식성에 따라 소금을 약간 가미하면 더 좋다.

● 아침으로 일어나면서 냉수를 한 컵씩 마시면 효과가 있다.

● 사과와 당근을 강판에 갈아서 아침 공복에 1컵씩 마시면 매우 효과가 있다.

● 아주까리기름 10-20g를 마시면 즉효가 있다. 만성 변비 또는 자주 일어나는 변비에는 특효가 있다.

● 수시로 미역국을 끓여 먹는다.

● 이질풀을 달여 수시로 마신다.
● 조총과 날계란을 섞어 먹는다.

● 새벽에 양치질을 한 후 찬물을 한 사발씩 마신다. 이와 함께 잠자기 전에 찬물을 마시고 자면 보다 효과적이다.

● 생감자를 짓찧거나 갈아서 낸 즙을 한번에 30-50ml씩 하루에 3번 먹는다. 이처럼 2주일 정도만 하면 큰 효과가 있다.

● 호두를 잘 으깨서 꿀과 함께 섞어 잠자기 전에 한 수저씩 복용한다. 호도에는 각종 비타민과 영양이 풍부할 뿐 아니라 식물성기름이어서 변비에 도움이 된다.

● 습관성 변비일 때는 무청과 고구마를 적당히 잘라 믹서에 간다. 이것은 먹기 직전에 갈아서 신선한 상태로 먹어야 효과가 있다. 아이들은 반 컵, 어른들은 한 컵씩 마신다. 심할 경우 하루 한 컵씩 한 달간 복용하면 좋다. 무청과 생고구마 즙에는 점액질과 섬유질이 풍부하기 때문에 소화나 변비에 도움을 준다. 아침 식전과 자기 전에 마시는 것이 좋다.

● 만성변비일 경우 당근과 사과를 강판에 갈아서 아침 공복시 마신다. 이렇게 1개월 정도 계속하면 상태가 많이 좋아진다. 가능하면 당근만을 갈아 이용해야 더 좋다.

복막염을 치료하는 식이요법

 복막염이란 대장균이나 세균이 복막염에 염증을 일으키며 발생한다. 복막염이 발병하게 되면 갑자기 높은 열이 나고 입안이 마르며 구토와 식은땀이 흐르는 증상이 나타난다.
 복막염에 좋은 식품으로는 풀고사리, 다시마, 피마자가 있다.
 치료와 예방을 위해 민간에서 처방하고 있는 식이요법은 다음과 같다.

● 풀고사리를 말려서 적당히 달여 1일 3회 이상 2-3일 차 마시듯 하면 특효가 있다.

● 다시마를 1회에 1근을 달여서 10-20일간 차처럼 마시도록 한다.

● 피마자 한줌과 석산초의 뿌리 1-2개를 넣고 찧어서 두 발바닥에 붙여 붕대를 대어 고정시키고 10시간쯤 지나면 고인 물기가 대소변으로 나오는 효험이 있다. 만일 시간이 지났어도 효험 없다면 중지하는 것이 좋다.

복통을 치료하는 식이요법

복통이란 한기 또는 열기에 의하여 발생한다. 증상으로는 갑자기 경련이 있으며, 열이 나고 구토 등 소변이 불리하거나 배꼽 주위가 당겨 아플 수 있다.

일반적으로 복통에 좋은 식품으로는 노학초, 질경이, 쑥 잎, 대추씨가 있다.

치료와 예방을 위해 민간에서 처방하고 있는 식이요법은 다음과 같다.

● 노학초 30g 물 1ℓ과 달여 헝겊으로 짜서 마시면 즉효가 있고 계속 복용하면 건강에 좋다.

● 질경이 20g를 물 2홉으로 달여서 차 마시듯 하면 특효가 있다. 특히 여성의 산기, 산후 복통에도 좋다.

● 대추씨에 약간의 감초를 넣어 서서히 달여서 1일 2회 장기 복용하면 효과가 있다.

● 응달에 말린 쑥 잎 10g를 물 3홉으로 반이 되게 달여서 3-4일 차처럼 마시면 특효가 있다.

● 질경이를 달여서 1주일 정도 마시거나 강즙을 내어 두어 번 마시면 낫는다.

불면증을 치료하는 식이요법

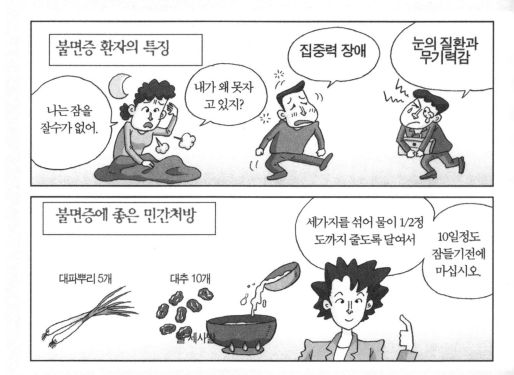

대개 신경성으로 숙면감이 없어 잠을 청하면 잠들지 않는 사람을 불면증을 앓고 있다 말한다. 불면증을 앓고 있는 환자들을 살펴보면 잘 수 없다는 불안감을 느끼거나, 침실의 환경이 탁해서 자고 있지 않는 것인지 무언가 분명치 않게 나타나는 경우가 많다. 집중력 장애와 눈의 질환 및 무기력함을 가져 올 수 있는 불면증은 규칙적인 생활로 수면 시간을 정하고, 평소 건강한 생활을 하기 위해 노력하는 것이 중요하다.

일반적으로 불면증에 좋은 식품으로는 대추씨, 호박, 파가 있다.

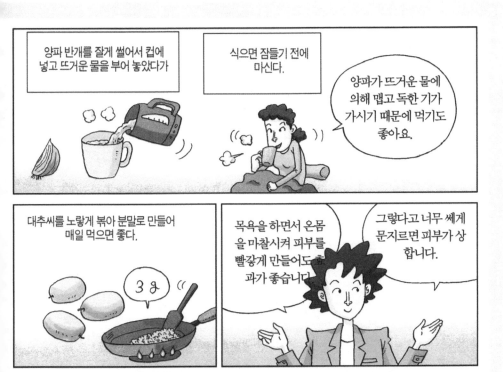

치료와 예방을 위해 민간에서 처방하고 있는 식이요법은 다음
과 같다.

● 대추씨를 노랗게 볶아 분말로 하거나, 볶은 것 그대로를 매
일 3g 정도 장기 복용하면 효과가 있다. 계속 복용하면 신경,
정신 안정제가 되어 신경질이나 빈혈에 더욱 효과가 있다.

● 대추씨를 볶아서 380개 1회에 10개씩 매일 2-3회로로 나
누어 먹으면 특효가 있다. 수면제보다 훨씬 효과 있으며, 잠이

많은 경우에 잠을 덜 자게 하려면 대추씨 생것을 가루로 하여 1일 1회 1스푼 복용하면 특효가 있다.

● 호박으로 음식을 만들어 장기간 먹으면 효과가 있다.

● 생파에 날된장을 묻혀서 식사 때 먹으면 효과가 있다.

● 목욕을 하거나 온몸을 마찰시켜 피부를 빨갛게 만들면 피가 온몸을 돌아
서 피로해지므로 핏속에 피로소가 생겨 잠이 오게 된다.

● 불면증에 원지와 감초 달인 물을 마시면 상당한 효과가 나타난다. 방법은 햇볕에 말린 원지를 감초 달인 물에 1시간 정도 담가 두었다가 꺼내 다시 200ml가량의 물에 넣고 절반이 될 때까지 달이면 된다. 마시는 양은 한 번에 20-30ml가 적당하며, 되도록이면 하루에 세 번 식전 1시간 전쯤에 마시도록 한다. 이틀정도 계속 마시면 웬만한 불면증은 가신다.

● 대파의 뿌리 부분만 5개, 대추 10개에 물 세 사발을 부어 그 물이 1/2 정도까지 줄도록 달여서 10여일 정도 잠들기 전에 마신다. 대추는 간장을 완화시켜주고, 파뿌리는 발한작용을 해

서 심신을 편안하게 해주는 효능이 있다. 때문에 고민과 스트레스로 인한 불면증에는 효과적이다.

● 영지버섯 200g과 대추 1홉 정도를 그릇에 넣고 물 1ℓ을 붓고서 달인다. 이것은 다시 재탕을 해서 마시기도 한다. 불면증이 호전될 때까지 계속 복용한다.

● 심한 오한으로 인해 잠을 이루지 못할 경우에는 양파 반개를 잘게 썰어서 컵에 넣고 뜨거운 물을 부어 놓았다가 식혀서 마신다. 양파는 뜨거운 물에 의해 맵고 독한 기가 가셔서 먹기 좋다. 저녁에 잠들기 전에 복용한다. 양파는 혈관을 튼튼히 하고 소화불량에 효과가 있다. 오한이 나는 것은 감기 초기라 볼 수 있는데, 이때 양파를 썰어 따끈한 물에 타서 마시면 효과가 있다.

비만을 치료하는 식이요법

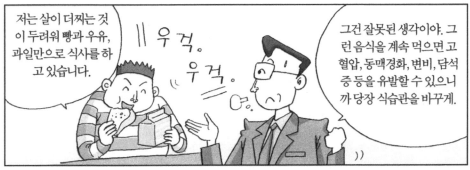

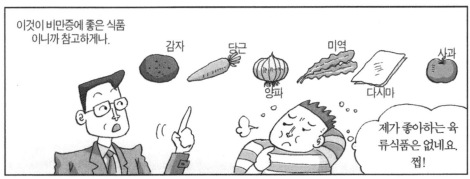

기계문명의 발달로 편리함과 대량생산을 가지고 온 현대는 풍족한 시스템을 누린 대신 만성질환과 여러 장애를 함께 가지고 왔다. 특히 비만률은 현대에 이르러 더욱 중점적으로 다뤄지고 있으며 늘어나고 있는 추세이다. 성인병의 원인이 될 수 있으며 각종 질병에 노출되어 이는 비만은 식이요법을 통하여 조절하는 것이 가장 중요하다.

먼저 비만의 위험을 살펴보자.

비만아를 보면 심장을 주로 하여 순환기장해 및 위장기능이 불균형하다. 변비나 위장기능이 비정상이며 특히 호흡기장애

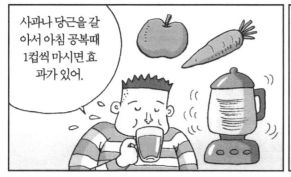

사과나 당근을 갈아서 아침 공복때 1컵씩 마시면 효과가 있어.

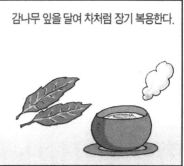

감나무 잎을 달여 차처럼 장기 복용한다.

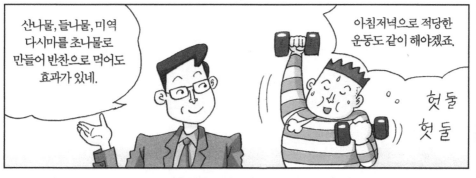

산나물, 들나물, 미역 다시마를 초나물로 만들어 반찬으로 먹어도 효과가 있네.

아침저녁으로 적당한 운동도 같이 해야겠죠.

헛둘 헛둘

또는 발이 차갑게 느껴짐을 알 수 있다. 또한 성년으로서는 대개 지방질이 쌓이기 쉬운 목, 어깨, 무릎 위, 젖과 허리에서 아랫배 주위에 쓸데없는 살이 찌게 된다. 이로 인하여 주로 숨이 차고 가슴이 답답하며, 심장의 고동이 심하거나 가슴이 두근거린다. 비만을 고민하는 어떤 사람은 빵, 우유, 과일 등으로만 때우는 일이 있는데 이것은 분명히 잘못 생각한 것이다. 이러한 식이를 계속한다면 고혈압, 동맥경화, 변비, 치질, 담석증 등을 유발하게 된다는 것을 필자는 경고하는 바이다. 만일 식욕부진의 현상이라면 되도록 빨리 전문 의사와 상담 및 치료가 요구되며 자연식으로서 다음과 같은 식이요법을 갖추어야 할 것이다.

 일반적으로 비만증에 좋은 식품으로는 감자, 당근, 양파, 마늘, 산나물, 들나물, 미역, 다시마, 사과가 있다.
 치료와 예방을 위해 민간에서 처방하고 있는 식이요법은 다음과 같다.

 ● 감자 1개, 양파 1개, 홍당무, 마늘 조금씩 썰어 넣고 물 3홉쯤 넣고 서서히 끓여서 소금 간을 맞춰 승처럼 만들어 아침 공복 때 1일 1회에 1공기씩 장기 복용하면 특효가 있다.

 ● 사과를 강판이나 또는 믹서로 갈아서 1컵씩 아침 공복 때마시면 특효가 있다. 또한 당근만을 같은 방법으로 장기 복용해도 좋다.

 ● 감나무 잎을 달여서 차처럼 장기 복용하면 효과가 좋다.

 ● 산나물, 들나물 또는 미역, 다시마를 초나물로 만들어 부식으로 먹으면 특효가 있다.

 ● 위와 같은 처방과 함께 아침저녁으로 적당한 운동이 뒤따라야 할 것이다

부스럼을 치료하는 식이요법

부스럼은 피부에 나는 종기의 통칭이다. 이러한 종기는 살가죽의 세포사이로 화농성 균이 들어가 염증을 일으켜서 살이 붓거나 곪아 진물이 나기도 한다. 때로는 살갗이 땅겨 아프기도 하며 심할 때 속까지 곪아 미열이 나기도 한다.

일반적으로 부스럼에 좋은 식품으로는 쑥 잎, 밀기울, 후춧가루, 소금이 있다.

치료와 예방을 위해 민간에서 처방하고 있는 식이요법은 다음과 같다.

● 쑥잎을 태워서 재를 만들어 환부에 충분히 뿌리고 붕대로 부드럽게 감아두면 낫는다. 특히 배꼽이 헐었을 때 이 처방은 효과가 좋다.

● 밀기울을 볶아 가루를 만들어 술로 끈끈하게 반죽하여 환부에 바르면 특효가 있다. 특히 얼굴에 난 부스럼에는 특효약이다.

● 후춧가루와 소금을 같은 비율로 볶아서 헝겊에 싸서 여러 번 환부위로 살짝살짝 눌러주면 낫는다.

빈혈을 치료하는 식이요법

빈혈증은 남성보다는 여성에 나타나기 쉬운 질환으로 피의 부족 현상으로 발병된다. 일반적인 증상으로는 나른하고 어지럽다. 앉았다가 일어나면 현기증이 오고 귀가 울리며 가슴이 두근거리고 숨이 차다.

빈혈증에 좋은 식품으로는 깨, 대추씨, 매실, 싸리, 오가피가 있다.

치료와 예방을 위해 민간에서 처방하고 있는 식이요법은 다음과 같다.

● 검정깨 6:4의 비율로, 현미와 밥을 지어서 먹거나, 깨소금으로 만들어 생야채에 뿌려서 먹으면 효과가 있다.

둘째, 대추씨에 약간의 감초를 넣어 서서히 달여서 매일 조석으로 장기 복용하면 특효가 있다.

● 매실 풋것을 강판에 갈아 짜낸 즙을 넓은 그릇에 담아 햇볕이나 열로 수분을 증발시키면 매실엑기스가 되는데, 정신적으로나 육체적으로 나른하며 일어서면 쓰러지는 듯 한 증세가 있을 때 섭취한다. 콩알만한 환을 지은 엑기스를 물로 매일 3회로 장기 복용하면 예방에도 좋으며 특효가 있다.

● 싸리의 뿌리, 가지, 잎을 말려 달여서 1개월간 차마시듯 복용한다.

토사곽란을 치료하는 식이요법

토사곽란이란 열이 높고 머리, 가슴, 배가 아프며 어지럽다. 입으로는 토하고 아래로는 설사하며 아픈 증세이다.

일반적으로 토사곽란에 좋은 식품으로는 무, 질경이가 있다.

치료와 예방을 위해 민간에서 처방하고 있는 식이요법은 다음과 같다.

● 순무를 강판에 갈아 그 즙을 1일 식전으로 1-2회 밥공기 하나씩 마시면 특효가 있다.

● 질경이 씨를 가루로 만들어 더운 물에 한 숟가락씩 타서 1일 2회로 1-2주일 마시면 효과가 있고 질경이의 즙을 내어 마셔도 낫는다.

설사를 치료하는 식이요법

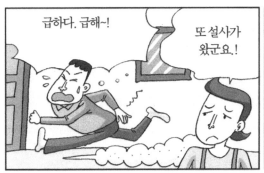

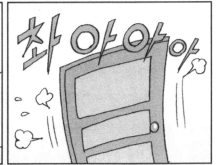

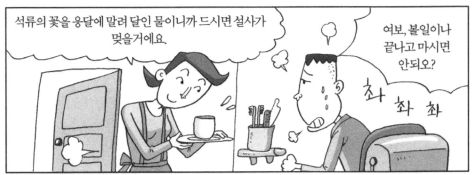

새벽녘이 되면 배가 아프거나, 찬 곳에 앉았을 때 아랫배가 냉해지는 경우이다. 이는 부패한 음식물을 섭취해서 장에 염증이 생겨 통증이 오기 때문인데 빛이 누렇거나 검붉은 변을 물 쏟는 듯 누게 된다.

일반적으로 설사에 좋은 식품으로는 석류, 박, 연뿌리, 연잎사귀, 겨자분말, 피마자, 표고버섯이 있다.

치료와 예방을 위해 민간에서 처방하고 있는 식이요법은 다음과 같다.

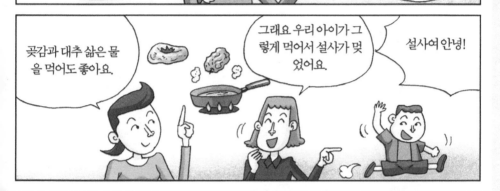

● 석류의 꽃을 응달에 말려서 달여 마시면 특효가 있다.

● 박을 찧어서 낸 즙을 1-2일 복용하면 낫는다.

● 연뿌리를 강판에 갈아 즙을 내어 1일 2-3잔씩 1-2주일 복용하면 특효가 있다.

● 연잎사귀 말린 것 50g(1회량)를 물 3홉으로 반이 되게 달여서 1주일쯤 복용하면 낫는다.

● 겨자분말 100g를 헝겊에 싸서 목욕탕 물에 울려 낸 다음 피부가 후근해지고 벌겋게 될 때까지 입욕을 하면 효과가 있다. 단 허리 아래만 입욕토록 한다.

● 피마자기름을 한번 복용하면 되는데 복용량은 어른이 찻숟갈로 5개, 15세 이하는 4개, 10세 이하는 3개, 5세 이하는 1-2개, 소아는 티스푼 반 정도로 복용하면 특효가 있다.

● 표고버섯을 1회에 2-3개씩 물 1-2홉으로 달여서 흑설탕 숟갈을 넣고 매일 식전으로 2-3일 마시면 특효가 있다.

● 만성 대장염에 의한 설사에는 마늘과 석류나무 껍질을 각각 40g씩 부드럽게 가루를 내어 잘 섞은 후 이를 하루에 세 번 8g 씩 먹는다.

● 어린아이가 설사를 할 때는 파뿌리 3-5대, 참기름 3숟가락, 모유 3숟가락을 넣고 끓여서 먹는다.

● 꿀과 무즙을 1:3 비율로 섞어 한번에 200-300ml씩 하루에 세 번 먹는다. 마른 도라지를 가루로 만들어 한번에, 5g씩 더운 물에 타서 먹거나 꿀에 개어 먹어도 좋다.

● 아이가 설사를 하면 흔히들 보리차를 마시게 하는데, 곶감과 대추 삶은 물을 먹이면 더 큰 효과를 본다. 방법은 대추 5알과 곶감 2개에 물 2컵을 부어서 1시간가량 푹 끓인다. 이 물을 설사가 날 때마다 조금씩 여러 번 마시게 한다.

● 프라이팬에 참기름을 약간 두른 후 파 2뿌리 정도를 타지 않을 때까지 바삭바삭하게 볶는다. 이것을 그냥 먹어도 되고 가루를 내어 물에 타서 먹어도 된다. 어린이가 과식으로 인해 설사를 할 때 효과적이다.

● 설사가 심할 경우 탈수 현상이 생기기 쉬운데, 이때는 곶감에 물을 충분히 부어 잘 삶는다.

● 삶아진 곶감은 건져내고, 이 물에 찹쌀 반 컵을 불려 넣는다. 약한 불에 은근히 끓이면 죽이 되는데, 어른은 반 그릇 아기는 한 국자씩 매 끼니때마다 먹이면 밥도 되고 약도 될 수 있다. 하루 세 번씩 먹는다.

● 연근을 갈아 즙을 내어 수시로 먹거나 소금을 가미해 달여 먹는다. 그밖에 만성적인 설사일 경우 그늘에서 말린 이질풀 20g을 3백cc의 물에 절반이 되도록 달여서 그 즙을 마시면 된다.

백일해를 치료하는 식이요법

백일해는 기침이 나고 구토가 있으며 결막이 충혈 되고 안면이 붓는 증상을 가리킨다.

일반적으로 백일해에 좋은 식품으로는 질경이, 박, 양귀비, 호박이 있다.

치료와 예방을 위해 민간에서 처방하고 있는 식이요법은 다음과 같다.

● 질경이풀과 양귀비 열매가루를 각각 6g씩 넣고 물 1홉으로 달여서 1일 3회로 보리차물과 같이 먹으면 낫는다. 이 처방은 어른에게 좋다.

● 박 껍질 말린 것과 감초 약간을 넣고 달여서 1-2 순갈씩 2-3일 먹으면 특효가 있다.

● 호박의 꼭지나 씨를 검게 태워서 흑설탕으로 잘 개어 1순갈씩 복용하면 특효가 있다.

이질을 치료하는 식이요법

설사와 달리 농 또는 혈이 나오거나 통증이 있는 것을 이질이라 한다. 이질은 발병되면 속이 더부룩하고 항문 주위가 무겁다는 느낌을 받는다.

이질에 좋은 식품으로는 노학초, 맨드라미, 겨자가 있다.

치료와 예방을 위해 민간에서 처방하고 있는 식이요법은 다음과 같다.

● 노학초의 잎과 꽃을 달여서 1-2사발 마시면 즉효가 있다.

● 맨드라미꽃 한줌을 말려서 물 2홉으로 반이 되게 달여 1일 3회로 나누어 식간으로 복용하면 된다.

● 겨자분말 100g를 헝겊에 싸서 목욕탕 물에 올려 낸 뒤 피부가 후끈해지고 벌겋게 될 때까지 입욕하면 효과가 있다. 단 허리 아래만 입욕토록 한다.

소아의 경기를 치료하는 식이요법

갑자기 어린 아이가 경기를 일으키는 경우가 있다. 눈을 치뜨며 이를 다물고서 주먹을 쥐고 떨거나, 아래위로 움직이거나 하며 얼굴과 입술의 색깔은 보라색으로 변하는 경우이다. 이때 아이는 맥박이 가늘어지고 일정치 않으며 비교적 늦게 뛸 뿐 아니라, 숨쉬기가 고르지 못하게 된다. 빠른 응급 처치가 필요하며, 심할 경우 전문의와 상담하는 것이 좋다.

일반적으로 소아의 경기에 좋은 식품으로는 얼음베개, 얼음주머니, 오리의 혀, 범의 귀가 있다.

치료와 예방을 위해 민간에서 처방하고 있는 식이요법은 다음과 같다.

● 열이 높은 환자에겐 빙침, 빙낭으로 머리를 식히는 것은 중대한 일이라 하겠다.

● 경풍이 일어날 때 제일 먼저 허리띠를 풀고 가슴을 열어 숨쉬기 편하도록 한다.

● 숨이 막힐 때는 젖은 손수건으로 앞가슴 부분을 가볍게 두들기면 다시 숨을 쉬게 될 때도 있다. 만일 숨을 쉬지 않을 때는 인공호흡을 실시해야 한다.

● 경풍이 일어날 때 환자의 목덜미 옴팍한 곳을 세게 누르면 낫게 된다. 이곳은 목덜미의 뜸을 뜨는 곳이다.

● 범의 귀의 잎 10장을 소금을 조금 넣고 으깨어서 그 즙을 내어 잎에 넣어 준다. 이 풀은 우물가나 돌 담벼락, 못가, 습지 등에 나며 잎은 크고 두꺼우며 표면에 털이 나 있다.

● 오리 혀 2-3개에 참기름 한 스푼 가량을 넣고 달달 볶은 다음 물 한 컵 정도를 다시 더 붓고 2-3순갈 되도록 달여서 먹인다. 3-4회 하는 동안 낫게 된다.

숙취를 해소하는 식이요법

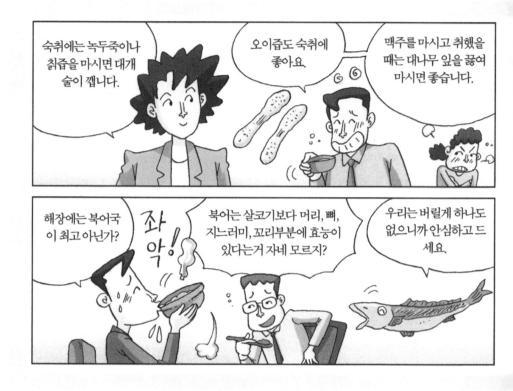

음주로 인하여 다음 날 숙취에 시달리는 경우가 많다. 일반적으로 숙취에 도움이 되는 민간 식이요법은 다음과 같다.

● 녹두죽을 먹으면 효과가 있다. 방법은 300g정도의 녹두에 물 1g를 넣고 끓이는 것이 가장 바람직하다.

● 칡즙을 마시면 대개 술이 깬다. 그래도 술이 덜 깨 머리가 상쾌하지 않으면 3-4잔을 계속해서 마시도록 한다.

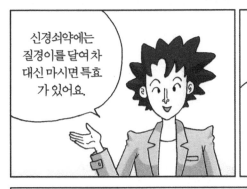

신경쇠약에는 질경이를 달여차 대신 마시면 특효가 있어요.

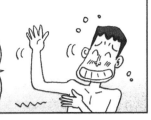

암내에는 소의기름에 흰가루를 개어 냄새나는 곳에 바르면 즉효가 있다.

암내 때문에 결혼도 못했는데 그거 참 신통하네!

이질과 설사는 구분이 되는데 농이나 혈이 나오거나 통증이 있는 것을 이질이라 한다.

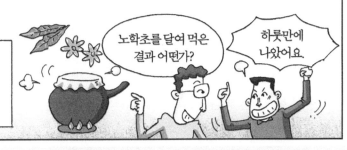

노학초의 잎과 꽃을 달여서 1-2사발 마시면 효과가 있다.

노학초를 달여 먹은 결과 어떤가?

하룻만에 나았어요.

● 음주 후 속과 정신을 맑게 하기위해 오이를 사용하면 좋다. 오이 즙은 무기염료질이 들어 있어 알코올을 중화시키고 소화기에 들어가서 완화작용을 하므로 음주 후 마시면 속이 시원하고 편해진다.

● 맥주를 마시고 취했을 때는 대나무 잎을 끓여 마시면 취기를 풀 수 있다. 방법은 댓잎 12장 정도에 물 3컵을 넣고 끓인 뒤 물이 반 정도로 줄면 반잔을 따라 마신다. 3번 정도 복용하면 효과가 나타난다.

● 생쌀 큰 수저 2술 정도를 약 30분정도 불려서 찧는다. 여기에 물을 반 컵 붓고 소금 간을 해서 마시면 금세 효과를 보인다.

● 잉어 한 마리와 팥 한 홉을 솥에 넣고 물을 가득 붓는다. 약한 불에서 하루 종일 고아 그 국물을 아침저녁 공복에 마신다. 하루 두 번 정도 먹는 것이 좋다. 오랫동안 숙취로 고생하는 사람에게 특히 효과가 있다.

● 과음 후 북엇국을 먹으면 숙취제거에 좋다는 사실은 누구나 아는 사실이다.

● 보통 북엇국을 끓일 때 살코기 부분만 취하여 끓이는데 사실은 숙취제거 효능은 북어의 머리, 뼈, 지느러미, 꼬리부분에 함유되어 있다고 한다. 그러므로 숙취제거를 위한 북엇국 요리는 북어를 통째로 사용하는 방법이 좋다. 참고로 숙취제거를 위해 비타민의 섭취도 도움이 된다.

암내를 치료하는 식이요법

 남녀가 사춘기에 접어들면서 얼굴, 손바닥, 발바닥, 사타구니, 겨드랑이 등의 체온을 조절하는 갑상선에서 분비물이 분비되어 땀이 잘 고이는 겨드랑이나 사타구니 밑에서 사람의 특이한 냄새가 고약하게 나는 것을 암내라고 말한다. 그러나 이러한 냄새는 어느 시기가 지나면 없어지기도 한다.

 일반적으로 암내에 좋은 식품으로는 쇠기름, 매실, 귤, 호두알이 있다.

 치료와 예방을 위해 민간에서 처방하고 있는 식이요법은 다음과 같다.

● 소의 기름에 흰 가루를 개어서 냄새 나는 곳에 바르면 즉효가 있다.

● 암내가 나는 곳에 먹물을 칠하고 마르면 즉시 매실과 귤을 태워 가루로 만들어 문질러 바르면 특효가 있다.

● 호도의 알맹이를 찧어서 즙을 내어 냄새 나는 곳에 종종 문질러 바르면 효과가 있다.

신경쇠약을 치료하는 식이요법

신경쇠약이란 피로로 인한 자극성 쇠약 질환을 말한다. 이는 신경계의 격변과 발작으로 인해 매사를 비관하기 쉽고 일에 끈기가 없어져 권태나 피로가 빨리 오며, 기억력 감퇴 및 불면증에 걸리기 쉽다.

일반적으로 신경쇠약에 좋은 식품으로는 대추씨, 매실, 연 잎사귀, 연 열매가 있다.

치료와 예방을 위해 민간에서 처방하고 있는 식이요법은 다음과 같다.

● 대추씨에 약간의 감초를 넣어 서서히 달여서 1일 2회 장기 복용하면 효과가 있다.

● 매실 풋것을 강판에 갈아 즙을 내어 넓은 그릇에 담아서 햇볕이나 열로 수분을 증발시키면 매실엑기스가 되는데, 신경성으로 오는 쇠약증세일 때는 콩알만 하게 환을 지은 엑기스를 물로 매일 3회로 장기복용하면 특효가 있다.

● 연잎사귀 말린 것을 1회 50g, 물 3홉으로 반이 되게 달여서 1주일 복용하면 특효가 있다.

● 거피낸 연의 열매를 1회에 5개씩 물 1홉으로 반이 되게 달여서 3-4일 복용하면 특효가 있다. 이때 연밥대신 어린 싹을 쓰면 더 좋다.

● 질경이를 달여서 차 대신 마시면 특효가 있다.

치질을 치료하는 식이요법

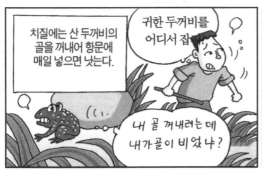

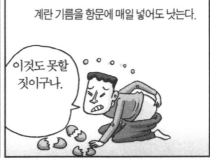

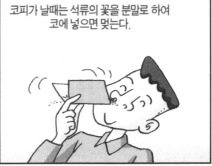

항문 안팎으로 혹처럼 생기는 것을 치질이라 한다. 원인은 여러 가지이나 일단 발생하면 어렵게 되니 자연식 요법으로 미리 예방하도록 하자.

일반적으로 치질에 좋은 식품으로는 산 두꺼비, 계란기름, 고사리, 김, 무화과 잎이 있다.

치료와 예방을 위해 민간에서 처방하고 있는 식이요법은 다음과 같다.

● 산 두꺼비의 골을 꺼내서 그것을 치질 구멍에 매일 넣으면

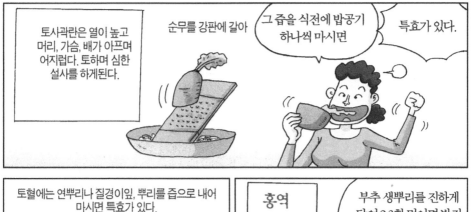

토사곽란은 열이 높고 머리, 가슴, 배가 아프며 어지럽다. 토하며 심한 설사를 하게된다.

순무를 강판에 갈아

그 즙을 식전에 밥공기 하나씩 마시면

특효가 있다.

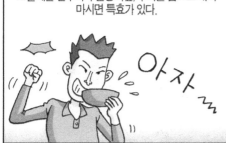

토혈에는 연뿌리나 질경이잎, 뿌리를 즙으로 내어 마시면 특효가 있다.

아자

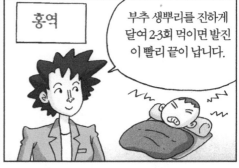

홍역

부추 생뿌리를 진하게 달여 2-3회 먹이면 발진 이 빨리 끝이 납니다.

낫는다.

● 계란기름을 치질 구멍에 매일 넣으면 낫는다.

● 고사리 말린 것을 주전자에 넣고 물을 붓고 끓일 때 구멍으로 나오는 김을 쏘인다.

● 무화과 잎 또는 수피를 끓여서 환부를 담그고 있으면 아픔이 가라앉는다.

치통을 치료하는 식이요법

치통은 잇몸에서 피가 나기도 하고, 쑤시며 아프고 곪는다. 일반적으로 치통에 좋은 식품으로는 자전초, 율무, 오가피, 겨자가 있다.

치료와 예방을 위해 민간에서 처방하고 있는 식이요법은 다음과 같다.

● 자전초의 생잎에 소금을 조금 바른 다음 아픈 이로 깨물어 준다. 자주 바꾸어 가면 효과가 난다.

● 율무뿌리를 잘 씻어 말린 것을 달여서 10일 정도 차처럼 마시면 효과가 있다.

● 오가피노근의 껍질을 벗기고 말린 다음 1일 1회량 2-3근을 달여서 10-20일 복용하면 효과가 있다.

● 겨자가루와 마늘을 1:1 비율로 개어서 통증이 있는 곳에 바르면 효과가 있다.

● 나이든 분에게서 많이 볼 수 있는 것으로 화농균이 침범하거나 치석이 그대로 쌓여 생기는 풍치의 경우 피마자 씨를 프

라이팬에 볶다 보면 씨 겉면에 기름이 저절로 생기기 시작하는데 그것을 아픈 이 사이에 넣어 살짝 물고 있으면 기름으로 인해 아픈 부분을 지지는 효과가 있어서 통증을 가시게 한다. 통증 때마다 이 같은 방법을 쓰면 쉽게 통증이 사라진다.

● 입 안에서 냄새가 날 때는 국화꽃 5송이 정도에 물 1컵을 부어서 물이 반으로 줄어들 때까지 달여 그 물을 입에 머금고 양치한다. 이 방법은 음주 후 양치에도 효과적이다. 국화에는 휘발성 정유와 트리메칠류 등의 성분이 있어 청혈, 해독, 거풍 작용이 있어 구강치료에 좋다.

● 치아를 희게 할 때에는 상추를 깨끗이 씻어 말리거나 전자레인지에 바싹 구워 가루를 만든다. 이 가루를 양치질 할 때마다 치약위에 뿌려서 양치하면 치아가 희어진다. 이 같은 방법을 일주일 정도 계속하면 효과가 나타나기 시작한다.

● 이가 흔들리면서 일상적으로 조금씩 아플 때는 아침저녁으로 윗니와 아랫니를 3백번정도 계속 마주치면 효과가 나타난다.

● 치통이 심할 때 40g정도의 우엉 즙을 낸 다음 소금2/3스푼

정도를 가미해 걸쭉한 상태가 될 때까지 달인다. 그것을 치통이 심한 치근에 바르면 좋은 효과를 볼 수 있다.

● 아이들이 충치로 고생할 때는 실파의 뿌리 부분만 잘라 물을 넣고 약한 불로 20분 정도 달인다. 그것을 식혀 입안에 머금고 있으면 통증이 가신다.

● 입 안이 헐었을 때는 감초 한 줌에 물 2대접을 부어 약한 불에 푹 달여서 하루 3-4회 정도 마신다. 감초는 맛이 달고 해독, 완화작용을 하므로 대추와 함께 끓여 보리차 대용으로 쓰기도 한다.

● 입안에 상처가 났을 때는 기름을 두르지 않은 프라이팬에 다시마를 잘 볶은 다음 식혀서 가루로 빻는다. 그 가루를 손으로 찍어 입 안 상처에 바르면 입병뿐 아니라 인후염, 편도염에도 도움이 된다.

● 잇몸이 부었을 때는 돌미나리와 소금을 이용한 민간요법이 좋다. 방법은 돌미나리에 소금 2스푼 정도를 넣고 찧어 걸러낸 즙을 하루에 여러 번 입에 머금었다 뱉는 것을 반복하면 효과를 볼 수 있다.

코피를 그치게 하는 식이요법

코피는 강한 흥분을 한다든가, 콧등을 맞아 혀로 간이 갑자기 터져 흐를 수 있다. 그러나 괴혈병, 백혈병, 동맥경화, 혈과 또는 혈액의 질환으로 나는 경우도 있으므로 코피가 멎질 않거나 너무 잦게 나타난다면 전문의와 상담하는 것이 좋다.

일반적으로 코피에 좋은 식품으로는 석류, 연뿌리, 무즙, 마늘, 쑥잎, 질경이, 부추, 호도 알맹이가 있다. 코피가 날 경우, 민간에서 처방하고 있는 식이요법은 다음과 같다.

● 석류의 꽃을 분말로 하여 코에 불러 넣으면 즉시 멎게 하는 역할을 한다.

● 연뿌리의 생것을 강판에 갈아 생즙을 낸 다음 1일 2-3잔씩 1-2주일 복용하면 특효가 있다.

● 무즙을 탈지면에 묻혀 코 안에 바르면 효과가 있다. 또한 무즙에 술을 조금 넣고 덥게 하여 마셔도 좋다.

● 쑥잎을 응달에 말린 것 3g을 물3홉으로 반이 되게 달여서 1-2주일 차처럼 마시면 특효가 있다. 예방약으로도 좋다.

● 질경이를 찧어서 즙을 내어 1-2 찻숟갈 먹으면 특효가 있다. 특히 소아가 코피를 흘릴 때 즉효가 있다.

● 부추를 찧어서 생즙을 짜내어 1컵 정도 덥게 해서 마시면 효과가 있고 또는 잎을 잘 짓이겨 콧구멍에 넣어도 낫는다.

● 호두 알맹이를 찧어 솜으로 엷게 싸서 콧속에 넣으면 효과가 좋다.

● 마늘을 찧어서 발바닥에 붙이고 붕대로 싸매면 특효가 있다.

● 파 밑동의 흰 부분을 찧어 즙을 내어 그 즙에 꿀을 약간 섞어 콧구멍에 두세 방울씩 떨어뜨리어 넣으면 코피가 즉각

● 속껍질까지 벗긴 밤알을 불에 태워 보드랍게 가루로 만든 다음 코 안에 조금씩 불어 넣어도 코피가 멈춘다.

● 코 안이 헐어서 붓고 아플 때에는 장군 풀뿌리와 살구 씨 속살을 6:4 비율로 보드랍게 찧어 적당량의 돼지기름을 섞으면 고약이 된다.

● 무는 소화 효소도 있지만 지혈작용도 하므로 코피가 계속 날 때 효과가 있다. 방법은 무를 강판에 갈아 즙을 내서 정종을 약간 넣어 따뜻하게 데워서 마신다. 이것을 하루 반 컵씩 복용한다. 그밖에 무즙을 내어 코에 몇 방울 떨어뜨리거나 즙을 마셔도 된다.

● 연뿌리를 갈아 약수건으로 걸러 즙을 만든다. 이 즙을 탈지면에 적셔 코피가 날 때 콧구멍에 넣으면 곧 출혈이 멈춘다.

● 코 안이 마를 때에는 물에 한나절 가량 담근 살구 씨 속살을 밥솥에 쪄내 가제로 짜면 기름이 나오는데, 이것을 아침저녁으로 두세 방울씩 콧구멍에 넣어 주면 좋다.
멎는다.

토혈을 치료하는 식이요법

토혈이란 위병이나 소화기의 병이다. 예를 들면 위궤양, 십이지장궤양 등에 걸린 사람은 때때로 구토와 함께 토혈을 하는 일이 있다. 또한 토혈한 피에는 핏덩어리가 섞여 있고 변의 색깔은 대개 검은색이다.

일반적으로 토혈에 좋은 식품으로는 동백꽃, 연, 고사리, 질경이가 있다.

치료와 예방을 위해 민간에서 처방하고 있는 식이요법은 다음과 같다.

● 동백꽃을 응달에 말려 1일 4g씩 달여서 3회로 나누어 식전에 마시면 효과가 있다.

● 연뿌리 생것을 강판에 갈아 즙을 내어 1일 2-3잔씩 1주일쯤 복용하면 특효가 있다.

● 실고사리의 씨를 말려서 1회 1-2g씩 1일 3회로 보리차 등으로 복용하면 효과가 있다.

● 질경이의 잎, 뿌리 15g를 즙을 내어 1일 3회로 나누어 복용하면 특효가 있다.

홍역을 치료하는 식이요법

홍역이란 바이러스에 의한 전염병이다. 주로 어린아이의 피부에 오돌토돌하게 발진이 돋아나 처음에는 열이 나고 재채기, 기침 등으로 보채며 감기 같은 증상이 나타난다. 잠복기 후 4일 정도가 지나면 오돌토돌하게 돋아난 발진이 귀 뒤에서 목, 얼굴로 퍼져서 큰 반점을 이룬다. 발병 후 7-8일째 되면 열도 점점 내리며 열꽃도 처음 날 때의 순서로 없어지기 시작하고 나중에는 거무죽죽한 색소만 남아서 점차 없어지기 시작한다.

홍역 발병에 좋은 식품으로는 부추, 무, 우엉, 귤이 있다. 이후 민간에서 처방하고 있는 식이요법은 다음과 같다.

● 부추 생 뿌리를 물로 진하게 달여서 적당히 2-3회 먹이면 발진이 빨리 끝난다.

● 무와 우엉을 썰어 넣고 찹쌀과 똑같이 끓여 죽을 만들면 위로 액즙이 뜨게 된다. 이 즙을 양껏 먹이면 신통하게 낫게 된다.

● 귤 10개를 물 1-2홉의 물에 반이 되게 졸여서 약간의 흑설탕을 넣고 1회에 1잔씩 2-3회 먹이면 발진이 촉진된다.

호흡기 질환의
식이요법

감기를 치료하는 식이요법

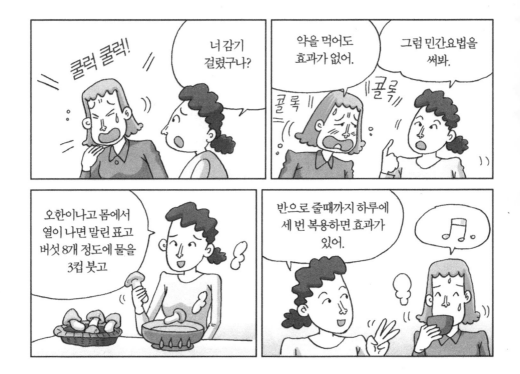

바이러스 질환의 일종인 감기는 갑자기 추운 환경이나 허약해진 몸 상태에서 발생하기 쉽다. 감기는 발생 부위에 따라 코감기, 목감기, 몸살, 독감 등으로 나타난다. 이러한 감기를 예방하기 위해 좋은 식품으로는 무와 양파, 매실, 피, 연뿌리, 생강, 대추, 호박, 칡뿌리 ,표고버섯, 우엉, 다시마, 굴 등이 있다.
감기를 예방하기 위한 방법으로는 어떻게 하는 것이 좋을까.

● 칡뿌리로 탕을 만들어 1-2일 따끈할 때 차대신 마시면 낫는다. 특히 심한 독감이나 설사가 있을 때 더욱 좋다.

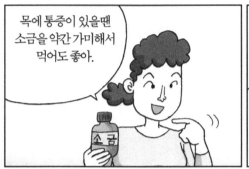

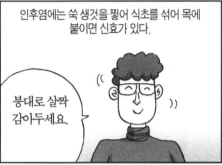

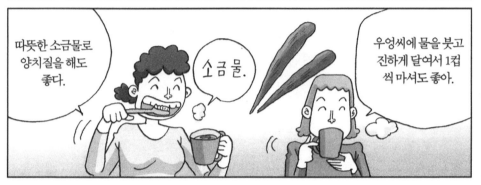

● 호박 반쪽을 태워서 2회로 나누어 따끈할 때 먹으면 특효가 있다.

● 표고버섯을 1회에 2-3개씩 물 2홉으로 달여서 설탕 3숟갈을 넣고 매일 식사 전으로 2-3일 마시면 특효가 있다.

● 대추에 약간의 감초를 넣어 서서히 달여서 1일 2회로 3-4일간 복용하면 특효가 있다. 특히 장기복용하면 몸에 좋다.

● 다시마를 1회에 1근을 달여서 1-2일간 차대신 마시면 특효가 있다.

● 우엉의 생것을 먹기 좋게 만들어 하루에 1/3쪽씩 1-2일간을 복용하면 효과가 좋다.

● 귤껍질을 말려서 1회에 5-10g을 탕관에 달여 설탕을 알맞게 넣어 2-3일간 차처럼 마시면 효과가 좋다. 특히 감기가 유행성독감에 더욱 특효가 있다.

● 매실로 만든 초를 1회에 소주잔으로 반씩을 2-3일 마신다.

● 감기로 인해 열이 나고 기침이 날 때는 같은 양의 무와 생강을 잘게 썬 후 끓는 물을 3배 정도 넣어 하루 서너 번씩 적당량을 마신다.

● 환절기 감기에는 물 한 대접에 소금 한 스푼 정도를 넣어 끓인 후 연근과 생강 간 것을 섞어 한 컵씩 하루 세 번 복용한다. 보통 일주일후면 효과가 나타난다.

● 목감기로 고통스러울 때는 목에 파를 감아주면 낫는 경우

도 있다. 대파의 뿌리와 잎 끝을 잘라버리고 흰 부분을 프라이팬에 구워 보자기에 싸 목에 감아준다. 파가 식으면 다시 데워 사용한다. 파는 진통 ,해열 ,소염작용에 좋으므로 목감기에 좋은 효과를 볼 수 있다.

● 임신 중에 감기가 걸리면 태아를 위해 약을 함부로 복용할 수 없어 조심스럽다. 이때에는 배의 꼭지를 따고 속을 파낸 뒤 꿀과 흑설탕을 넣고 찜통에 넣어 짠다. 다 짜진 배는 즙을 내서 마시거나 통째로 그냥 먹는다.

● 오한이 나고 몸에서 열이 나는 감기일 경우 말린 표고버섯 8개 정도에 물 3컵을 붓고 반으로 줄 때까지 달여서 하루 세 번 복용한다. 목에 통증이 있을 때에는 약간의 소금을 가미해서 먹어도 좋다.

가래를 없애주는 식이요법

가래는 생활환경에서 오는 대기 중의 분진 먼지 등이 주원인으로 발생한다. 체내의 각 기관 즉 후두 및 비강, 인두, 구강점막에서 생성되는 분비물이 감각 분비작용 또는 기침 등에 의하여 목구멍 밖으로 나오는 것을 가래라 한다. 이 증상은 심하면 호흡기관의 영향으로 폐, 기관지 등의 장애가 발생하므로 조기에 예방해야 한다. 가래 예방을 위해 좋은 식품으로는 구기자, 호박, 무, 생강, 율무, 배 등이 있다.

● 구기자를 1회에 1-2근을 물 5홉으로 달여서 차 대신 마신다.

● 율무를 분말로 해서 현미와 적당한 죽을 만들어 먹는다.

● 무를 강판에 갈아 즙을 낸 다음 물엿과 적당히 섞어 마신다.

● 호박을 태워서 적당히 먹는다.

● 배와 생강의 즙을 소주 3잔과 꿀 2잔을 넣어 끈끈하게 달여서 인삼 2뿌리의 즙을 넣어 휘저은 후 병에 담아 두고, 끓인 물에 1일 3회로 1숟갈씩 타서 여러 번 마시면 특효가 있다.

인후염을 치료하는 식이요법

인후염은 찬 공기나 가스 등이 자극하여 인두부분에 염증을 일으키기 때문에 목이 쉰 소리가 나고 아프며 목 점막이 붉게 부어오른다. 또 가래가 많아지면 서 열통을 느끼기도 한다. 인후염에 좋은 식품으로는 쑥과 살구씨 ,우엉씨, 미나리 등이 있다. 민간에서 인후염을 치료하는 방법으로는 다음과 같다.

● 따끈한 소금물로 양치질을 하면 좋다.

● 쑥 생것을 찧어 식초를 섞어 목에 붙이고 붕대로 살짝 감아두면 신효가 있다.

● 살구 씨를 바싹 볶아서 가루를 만들고 여기에 계피가루를 같이 섞어 반 숟갈씩 2-3일간 침으로 삼키면 효과가 좋다.

● 우엉 씨에 물을 붓고 진하게 달여서 1컵씩 차처럼 마시면 효과가 좋다.

● 미나리 생것의 즙을 내어 꿀을 반 분량만큼 넣고 물 1홉으로 진득하게 달여서 1회 1숟갈씩 1일 2회 복용하면 낫는다.

비염을 치료하는 식이요법

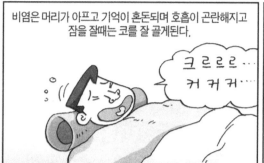

비염은 머리가 아프고 기억이 혼돈되며 호흡이 곤란해지고 잠을 잘때는 코를 잘 골게된다.

크르르르…
커 커 커…

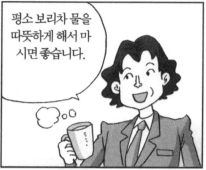

평소 보리차 물을 따뜻하게 해서 마시면 좋습니다.

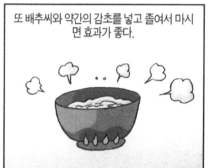

또 배추씨와 약간의 감초를 넣고 졸여서 마시면 효과가 좋다.

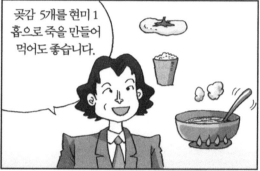

곶감 5개를 현미 1홉으로 죽을 만들어 먹어도 좋습니다.

비염은 주로 감기로 인하여 발생하는 데, 세균이 코 점막에 들어가 염증을 일으켜 짙은 분비물이 흐르고 코가 막히며 재채기와 함께 콧물이 자주 흐르게 된다. 특히 만성비후성은 위축성이 있다. 머리가 아프고 기억이 혼돈되며 호흡이 곤란해지고 잠을 잘 때는 코를 잘 골게 된다.

비염에는 평소에 보리차 물을 따끈하게 하여 차 대신 마시듯 하면 매우 이롭다. 배추씨와 약간의 감초를 넣고 졸여서 가끔 마시면 효과가 좋다. 특히 코가 막힐 때 좋은 데, 아주까리를 거피내고 찧어 솜에 잘 싼 후 콧속에 넣어 3-4분 정도씩 가끔

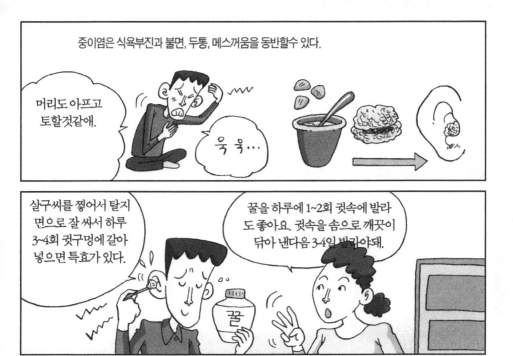

갈아 주도록 한다.

 이 밖에도 곶감 5개를 현미 1홉으로 죽을 만들어 먹거나, 연뿌리의 생것은 강판에 갈아 즙을 내어 1일 2-3잔씩 1-2주일 복용하도록 한다. 평소에 차전초 즉 질경이 50g에 물 4홉을 넣고 달여서 차 대신 마시면 더욱 효과가 좋을 것이다.

중이염을 치료하는 식이요법

중이염은 귓속 염증으로 인하여 열과 통증 및 귀에 농이 흐르는 증상을 말한다. 일반적으로 고막의 상, 감기, 폐렴, 콧병, 목병 등에 화농성 구균 및 포도상구균이 침입하여 발생한다. 중이염의 증상은 앞서 설명한 것 외에도 식욕부진과 불면, 두통, 메스꺼움 등을 동반할 수 있다.

중이염에는 살구 씨와 꿀, 무즙 및 토란즙이 효과적이다.

민간에서 행한 식이요법으로는 다음과 같이 살펴 볼 수 있다.

● 살구 씨를 찧어서 탈지면으로 잘 싸서 1일 3-4회 귓구멍에 갈아 넣으면 특효가 있다.

● 꿀을 1일 1-2회 귓속에 바르는데 바를 때는 솜으로 깨끗이 닦아 낸 다음 3-4일 발라둔다.

● 무즙을 솜에 적셔 귓속에 넣고 1일 2-3회 깨끗이 3-4일 갈아준다.

● 토란 즙에 밀가루를 적당히 섞고 다시 생강즙으로 끈끈하게 혼합하여 하루 두 번씩 귓속에 넣고 1-2일 갈아주면 나을 수 있다.

해열을 치료하는 식이요법

열이 나는 병의 원인을 따져보면 첫째로 중요한 것은 감염증, 기생충증, 그 외에 혈액의 이상, 내분비선의 질병 등을 들 수 있다.

고열의 증세는 하루 최고 39도의 열이 있을 때로 급성의 병 특히 급성 감염증이 많다. 고열의 지속 증세는 병에 따라 일정치 않으나 대체로 열과 병세가 비례한다고 본다. 특히 유아는 간단한 병으로도 고열을 내지만 노인의 경우는 고열이 있을 법한데도 그다지 열이 높지 않은 경우가 있다.

일반적으로 해열에 좋은 식품으로는 민들레, 구기자, 인동풀, 칡이 있다.

치료와 예방을 위해 민간에서 처방하고 있는 식이요법은 다음과 같다.

● 민들레 말린 뿌리와 잎을 1회에 각각 5g씩 매 식전 달여 마시면 특효가 있다.

● 구기자를 1회에 1-2근을 물 5홉에 달여 마시면 특효가 있다.

● 인동 풀, 줄기, 잎을 말린 것을 1일 20-30g씩 달여서 3회로 나누어 차 대신 마시면 특효가 있다.

천식을 치료하는 식이요법

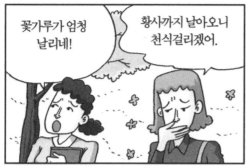

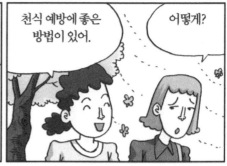

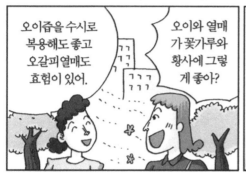

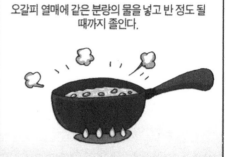

만성질환 중에 하나인 천식은 현재 이로 인해 사망하거나 급격한 고통에 시달리는 일은 줄어들었지만, 꽃가루가 날리는 5월이나 황사가 짙은 날의 경우 호흡기 질환을 일으켜 더욱 증상이 심해질 수 있다.

이러한 천식을 미연에 막는 가장 좋은 방법 중에 하나는 오이즙을 이용하는 것이다. 오이는 고도의 알칼리성 미네랄 식품이고 정혈작용이 강렬하여 몸의 불순물뿐 아니라 쓸데없는 염분까지도 배출시켜 준다. 그러므로 오이즙을 수시로 복용하면 천식을 예방할 수 있다.

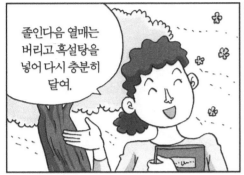

졸인다음 열매는 버리고 흑설탕을 넣어 다시 충분히 달여.

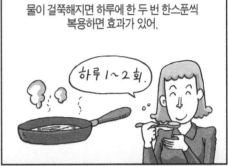

물이 걸쭉해지면 하루에 한 두 번 한스푼씩 복용하면 효과가 있어.

하루 1~2회.

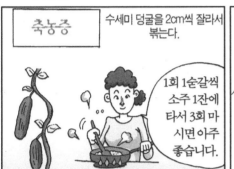

축농증

수세미 덩굴을 2cm씩 잘라서 볶는다.

1회 1순갈씩 소주 1잔에 타서 3회 마시면 아주 좋습니다.

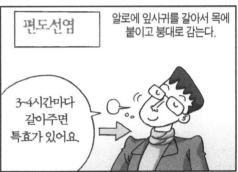

편도선염

알로에 잎사귀를 갈아서 목에 붙이고 붕대로 감는다.

3~4시간마다 갈아주면 특효가 있어요.

　또한 늙은 호박의 윗부분을 국자가 들어갈 만큼만 도려내고 속을 파낸 다음 끓여 놓은 엿기름을 호박 속에 붓고 생강과 밥도 함께 넣는다. 이것을 솥에 넣고 물을 3/1가량 부어서 찌면 호박 식혜가 된다. 다 쪄졌으면 호박 속의 식혜를 그릇에 담아 냉장고에 보관해 놓고 매 식전에 마신다.

　찬바람이 불어 천식기가 발작을 일으키면 곧 따뜻한 벌꿀 물에 말린 살구 씨를 넣어 씹으면서 마시면 대단히 효과적이다. 살구 씨 속에는 소량의 청산이 함유되어 있으므로 많이 먹으면 오히려 독이 되므로 어른일 경우 5개 정도 어린이일 경우에는

3개 정도가 적당하다.

 가을이 되어 1mm크기의 검은 열매가 열리는 오갈피나무는 천식에 효험이 있다. 방법은 이 열매에 같은 분량의 물을 넣고 반 정도가 될 때까지 졸인다. 다 달여진 후에는 열매를 걸러 내고 흑설탕을 넣어 다시 달인다. 충분히 달여 물이 걸쭉해지면 하루에 한 두 번 한 스푼씩 복용하면 천식에 좋은 효과를 낼 수 있다.

축농증을 치료하는 식이요법

콧속 질환의 하나로 코 안의 분비물이 염증을 일으키며 남아 있어 목소리가 변하고, 답답함을 느끼게 되며 두통 및 답답함을 호소 할 수 있다. 축농증에 걸리게 되면 물 2컵에 소금 2스푼을 넣어 완전히 녹여 코로 들여 마시고 입으로 뱉는 것을 반복해 콧속의 농을 없애고 소독해 준다. 이와 함께 마늘을 절구에 찧어 비닐에 싸 발바닥에 붙여준다.

축농증에 좋은 식품으로는 복숭아 잎과 홍차, 마늘, 수세미, 조기 등이 있다. 일반적으로 축농증은 홍차에 소금을 조금 넣어 놓고 환자를 적당히 눕힌 다음 콧구멍 속으로 불어 넣어 코 속을 씻어내면 된다. 또한 마늘을 3-4개를 찧어서 발바닥 중간부분에 붙이면 효과가 좋다는 민간요법도 행해지고 있다.

축농증에 좋은 식이요법으로는 수세미 덩굴을 2-3cm씩 잘라서 볶아 가루를 만들어 놓고 1회에 1순갈씩 술 1잔에 타서 3-4회 마시면 특효가 있다. 또한 조기머리 10개쯤을 태워서 가루로 만들어 놓고 식후에 1순갈씩 3-4회 술에 타서 1잔씩 마시면 효과가 좋다.

건조시킨 삼백초 잎 한 줌에 적당량의 물을 부어 물이 반으로 줄때까지 끓여 그 물을 마시면 콧병의 체질 개선에 도움이 된다. 그밖에도 삼백초 생잎 4-5매에 굵은 소금을 약간 뿌려서 문지르고 적당한 굵기로 말아 콧속에 넣는다. 30분정도 지난 뒤 이것을 꺼내고 코를 푼다. 이렇게 하루 한두 번, 2-3주간 계속하면 고름이 나오고 완전히 치유된다.

편도선염을 치료하는 식이요법

편도선염은 환절기, 피로, 과식, 과음, 코 수술 후 국소 저항력이 약해졌을 때 임파관을 따라서 생길 수 있다. 또한 여성의 생리 전, 후에도 원인이 되어 발생한다. 초기에는 갑자기 오한, 고열로 시작되며 전신권태, 두통, 인두 건조함, 수면장애, 사지의 쑤심, 언어 장애, 귀 아픔과 이명 현상, 목의 임파선이 붓는 현상 등이 있다.

일반적으로 편도선염에 좋은 식품으로는 우엉 씨, 쑥 잎, 사과, 자두, 알로에, 파, 버섯, 아주까리, 도라지, 행인, 미역이 있다.

치료와 예방을 위해 민간에서 처방하고 있는 식이요법은 다음과 같다.

● 쑥 잎 생것을 2-3포기 찧어서 목에 붙이면 효과가 있다. 또한 쑥 즙을 내어 1회 반 컵씩 마셔도 낫는다.

● 도라지 말린 것 2-3뿌리, 행인 4개, 감초 2g를 물 1홉으로 달여서 1일 1회 1컵씩 3회로 나누어 마시도록 한다.

● 버섯을 가루를 내어 목구멍에 한줌씩 삼키든지 불어 넣으면 매우 효과가 좋다.

● 우엉 씨 반 홉, 감초 반 홉을 물 3-4홉으로 달여 두고 소주 잔 1잔씩 마시도록 한다.

● 미역 말린 것을 볶아서 가루를 만들어 놓고 1일 차한숟갈씩 물 한잔으로 복용한다.

● 자두 알맹이를 쪄서 가끔씩 씹어 먹도록 한다.

● 알로에 잎사귀를 강판에 갈아서 목에 붙이고 붕대로 감아 두는데 3-4시간마다 갈아 주면 특효가 있다.

● 사과를 믹서나 강판에 갈아 즙을 내어 반 컵씩 1일 2-3회 마시면 통증과 부기가 없어진다.

● 흰 파뿌리를 길이로 2등분하여 파 안쪽이 목에 닿도록 붙이고 붕대로 적당히 감아 두면 우선 통증이 멎게 된다.

● 석류 열매 1개에 물 1홉을 붓고 달인 물로 양치질하면 된다.

● 식이 방법은 유동식 식사를 한다.

● 식염수나 중조수 2%, 백반수 0.5%를 섞은 물로 자주 양치질을 한다.

● 달걀 두 개를 식초에 풀어서 단번에 먹는다. 입 안에 한참 동안 물고 달걀을 풀어 넣은 식초가 편도에 골고루 펴지게 하여야 효과가 제대로 나타난다. 삶은 달걀노른자로 낸 기름을 솜에 묻혀 편도선 부위에 발라도 좋다.

● 150g의 도라지와 10g의 감초를 달여 하루 3번 나누어 마신다. 달인 약을 한참동안 입안에 머금은 채 편도선부위를 푹 적신 다음 삼키는 것이 좋다.

● 민들레 즙으로 양치질을 자주 해준다. 민들레에는 꽃이 질 무렵에 채취한 것이 좋으며, 즙을 만들 때에는 반드시 잎과 줄기를 깨끗이 씻은 뒤 찧도록 한다.

● 물에 두부를 넣고 잘 젓는다. 여기에 두부를 잘게 썰어 넣고 끓을 정도로 데워서 식기 전에 조금씩 삼킨다.

폐렴을 치료하는 식이요법

　폐렴은 발병 시 갑자기 한기를 느끼고 오한이 일어난 후 1-2 시간이 지나면 고열, 두통, 식욕부진, 구토, 흉통을 호소하게 된다. 맥박은 빨라지고 호흡이 곤란해지며 2-3일 지나면 불그 죽죽한 담이 나온다. 이때쯤 되면 수면을 취하지 못하게 되고 입술에는 수포가 생기며 변비나 설사가 온다. 간장 기능이 손 상되어 황달기가 보이기도 한다. 합병증으로는 능흉, 늑막염, 폐 농양, 중이염 등을 들 수 있다.

　일반적으로 폐렴에 좋은 식품으로는 율무, 겨자가루가 있다.

　치료와 예방을 위해 민간에서 처방하고 있는 식이요법은 다음 과 같다.

● 율무를 분말로 해서 현미와 적당한 죽을 만들어 먹으면 된다.

● 겨자가루를 1회량 1-2g를 세숫대야에 넣고, 더운 물을 가 득 부어 휘저은 다음 수건을 적셔 잘 싸서 환부에 대고 찜질한 다. 이렇게 매일 1-2회씩 하는데 회복이 나타날 기미가 보이면 중지한다. 특히 임산부는 겨자를 주의한다.

폐결핵을 치료하는 식이요법

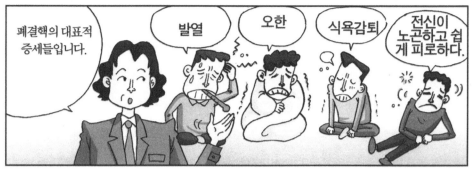

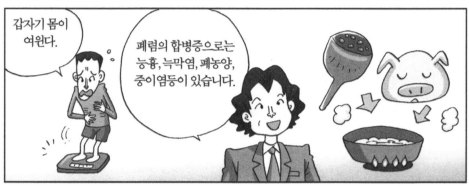

폐결핵은 처음에는 자각증세를 거의 느끼지 못하기 때문에 소홀히 지나쳐 버리는 예가 많다. 그러나 현재는 X선 검사로써 결핵에 의한 병도의 은영을 볼 수 있으므로 자각증세는 없다 하더라도 문제가 되지 않는다.

폐결핵의 증세로서는 발열, 오한, 식욕감퇴, 전신이 노곤하고 쉽게 피로하며, 몸이 갑자기 여윌 수 있다. 또한 기침, 가래, 혈담, 객혈, 흉통, 호흡곤란 등이 동반된다. 그러나 이런 증세들이 모두 다 나타나는 것은 아니다. 처음은 한두 가지 증세가 계속되다가 중증이 되면 여러 가지 증세가 복합적으로 일어난다.

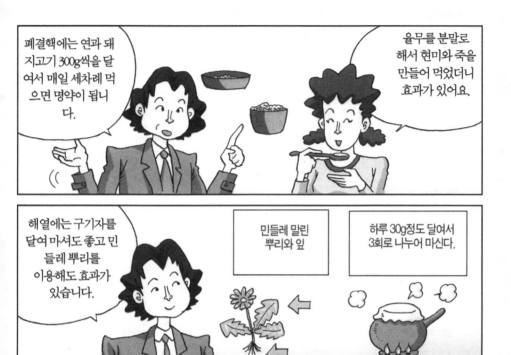

X선 검사나 가래의 결핵균 검사 등으로 병의 진전 상태를 살펴보고 대책을 세워 일반요법, 외과요법, 대증요법 등 알맞은 요법을 쓴다.

일반적으로 폐결핵에 좋은 식품으로는 율무, 완두, 연, 시금치, 배, 행인, 도라지, 솔잎, 석류, 구기자, 대추씨, 매실이 있다.

치료와 예방을 위해 민간에서 처방하고 있는 식이요법은 다음과 같다.

● 율무 삶은 물을 매일 1컵씩 3-5회 마신다.

● 완두, 잠두의 꽃을 같은 양으로 삶아 수시로 마신다.

● 연과 돼지고기 각 300g를 달여서 부식 대신 매일 세 차례 먹으면 명약이 된다.

● 시금치와 그 뿌리의 즙을 매일 3회 이상 1컵씩 장기간 마시면 효과를 볼 수 있다.

● 배와 행인의 껍질을 벗기고 반쯤 자른 다음 속 씨 부분을 도려내고 그 속에 꿀을 넣고 다시 덮어 꼬치로 꽂아서 찜통에 알맞게 쪄 혼합하여 1회 1/3씩 따끈하게 먹도록 한다. 또 병이 없어도 이것을 섭취하면 양기보강에 좋다.

● 도라지 10뿌리, 감초 80g를 3되의 물에 삶아서 1/3정도가 되면 식후에 한 번씩 장기간 복용하면 낫는다.

● 어린 솔잎을 깨끗이 다듬어 1cm 정도 잘라서 물 5홉과 설탕 300g를 병에 넣고 밀봉한 다음 10-20일간 두어 발효하면 액체를 베로 걸러낸다. 이 송엽주를 1-2년 복용하면 특효가 있다.

● 석류의 씨앗을 즙을 내어 설탕물 또는 꿀을 2:1비율로 넣고 주스 대신 1-2개월간 마시면 특효가 있다.

● 구기자를 생식하거나 구기자차를 달여서 장기간 복용하면 효험이 있다.

● 대추씨에 약간의 감초를 넣어 서서히 달여서 1일 2회씩 장기복용하면 효과가 있다.

주부습진으로부터 해방하기

주부습진은 물일을 많이 하는 주부들에게서 흔히 볼 수 있는 피부질환이다. 주부습진에는 오비자 한줌에 물을 충분히 부어 약 20분 정도 끓인 것을 식혀서 발라 준다. 물기가 마르면 다시 발라 주는 것을 반복한다. 가능한 한 물에 손을 대지 않는 저녁에 발라 주는 것이 좋다. 이 방법은 4일 정도면 되고 무좀에도 효과적이다. 오비자는 유산, 수지, 당분, 지방, 자산 등의 성분이 많이 들어있어 살균 방부작용이 있다. 그러므로 귓병, 입병 등에 효과적이다.

피부 질환의
식이요법

여드름을 치료하는 식이요법

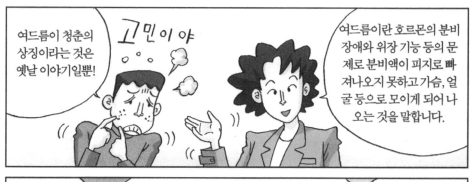

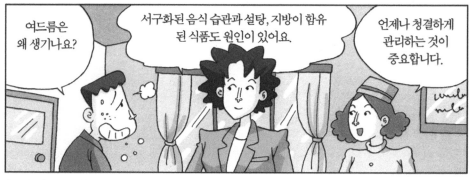

청춘의 상징이라고 여겨졌던 여드름은 현대에 이르러 성인여드름이라 불리며 연령층에 관계없이 나타나고 있다. 여드름이란 호르몬의 분비 장애와 위장 기능 등의 문제로 분비액이 피지로 빠져 나올 수 없을 때 가슴, 얼굴, 등으로 모이며 나오게 되는 것을 말한다. 서구화된 식습관으로 인하여 과도한 설탕과 지방이 함유된 식품 등이 여드름을 더욱 부추기고 있다. 여드름은 주로 피지에 땀 또는 먼지 등이 끼어서 깨끗하지 않을 때 더욱 심하게 되므로 언제나 청결하게 관리하는 게 중요하다.

여드름에 좋은 식품으로 봉선화의 흰꽃과 삼백초를 들 수 있

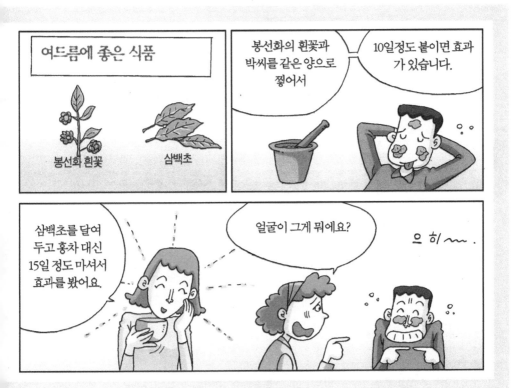

다. 봉선화의 흰꽃과 박씨를 같은 양으로 찧어서 10일 정도 붙이면 특효가 있으며 삼백초를 달여 두고 홍차 대신 15일 정도 마시면 효과가 좋다.

티눈을 치료하는 식이요법

티눈은 손가락과 발가락 등에 미세한 상처가 생기게 되거나 혹은 유리 등이 들어가 박히며 시간이 경과함에 따라 새로운 조직 세포로 자라나는 것을 말한다. 일반적으로 이 티눈이 점점 커지게 되면 통증이 발생하게 되며 문제가 되는 데 민간에서는 이를 예방하고 또 티눈을 없애기 위해 다음과 같은 방법을 활용하였다.

● 가지의 꼭지를 잘라낸 부분을 티눈에 대고 2-3분 가볍게 문지른다. 이렇게 하루에 1-2회 실행하고 1주일쯤 되면 티눈이 마치 때처럼 벗겨진다.

● 은행나무 잎을 냄비에다 찌듯이 검게 구워낸 다음에 갈아서 분말을 만든다. 이 분말을 밥으로 이겨서 티눈 부위에 붙인다. 이렇게 1-2주일 꾸준히 하면 티눈이 깨끗이 빠지게 된다.

● 담뱃재를 두꺼운 종이로 담배처럼 말아서 한쪽 끝은 티눈 부위에 대고 다른 한쪽 끝에 불을 붙인다. 이렇게 되면 종이가 타 내려가면서 뜨거움을 느끼게 되는데 참기 힘들어질 때까지 버티는 것이 중요하다. 이 방법은 발바닥과 발가락사이에 티눈이 생겼을 때 아주 효과적이며, 보통 4-5회 정도 계속하면 곧

낫는다.

● 그늘에 말린 지네를 가루내서 참기름을 적당히 넣고 반죽
해서 얇은 천이나 기름종이에 3-4cm두께로 발라서 티눈이 생
긴 곳에 싸맨다. 하루에 한 번씩 갈아붙이면 된다. 지네는 머리
와 발이 붉은 것이 좋다.

티눈이 난 부위에서 피를 뽑고 그 자리에 대추의 속을 붙인다.
가능하면 활동량이 적은 밤 시간 대에 붙이는 것이 좋다. 보통
3일 후쯤이면 효과가 나타난다. 대추는 잘 굳지 않는 성질이
있어 티눈을 불려서 빼내는 방법을 써야 한다.

탈모증을 치료하는 식이요법

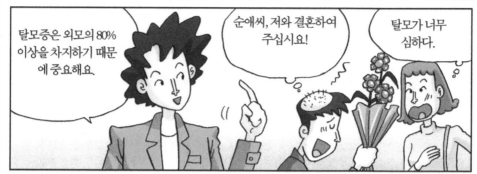

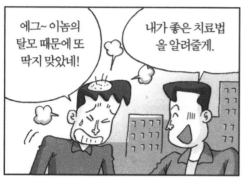

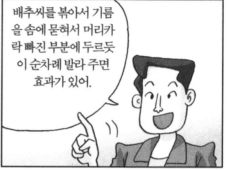

과도한 스트레스와 호르몬의 이상 등 신체의 변화에서 오는 탈모증은 외향의 80% 이상을 결정짓는 만큼 중요시 되는 미용질환이다. 탈모를 예방하고 더 이상의 진행을 방지하기 위해서 민간에서는 다음과 같은 방법을 행하고 있다.

먼저 배추씨를 볶아서 기름을 내 솜에 묻혀 머리카락 빠진 부분에 누르듯이 여러 차례 발라 준다. 아침과 저녁으로 바르는데 저녁에 바르고 아침에 감으면 더욱 좋다. 이와 함께 검정깨를 볶아 장복하면 더욱 효과적이다.

또한 마늘이나 생강을 짓찧어 그 즙을 머리카락이 빠진 부위

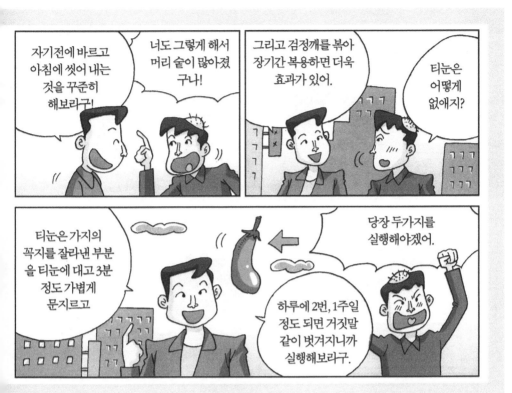

에 자주 바르거나 천에 붙여 문지른다. 여성들의 머리카락이 빠질 때에는 삼잎을 뜯어다가 그 물에 머리를 감는 방법도 효과적이다. 삼잎으로 머리를 감으면 머리칼에 윤이 나고 비듬도 없어지게 된다. 솔잎은 적당한 크기로 잘라 가지고 다니면서 틈이 날 때마다 머리카락이 빠진 부분에 피부가 붉어질 때까지 자극을 준다.

피부 가려움증을 치료하는 식이요법

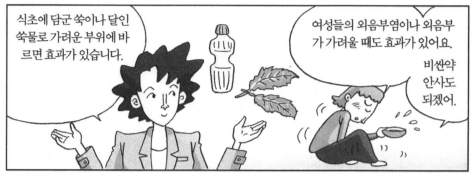

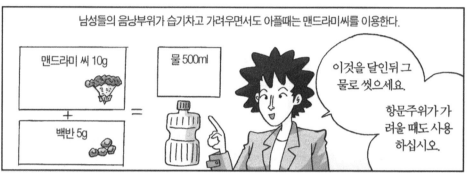

피부 가려움증은 당뇨병 및 기타 질환의 합병증으로 인하여 나타나는 경우가 많다. 가렵다고 무조건 긁거나 문지르게 되면 환부에 세균이 들어가게 되며 문제가 발생 할 수 있으므로 주의하도록 한다. 겨울철처럼 건조하기 쉬운 날씨의 영향으로 더욱 활발해지는 가려움증을 예방하기 위해 민간에서는 다음과 같은 방법을 활용하였다고 한다.

● 쑥을 식초에 몇 시간 담가 두었다가 가려운 부위에 바르거나 물에 쑥을 넣고 달여서 만들어진 쑥물로 가려운 곳을 씻는

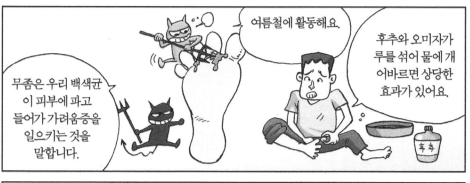

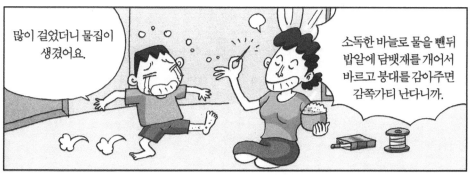

다. 여성들의 외음부염이나 외음부가 가려울 때도 효과가 있
다.

● 온 몸이 가려워서 밤에 잠을 이루지 못할 때에는 1년 정도
묵은 호박덩굴을 달여서 그 물로 씻는다. 이와 함께 신문지를
말아서 한쪽 끝에 불을 붙이고 그 연기를 가려운 곳에 두 번 정
도 쐬면 가려움증이 멎는다. 연기는 가려운 곳이 노랗게 될 때
까지 쐰다.

● 벌레에 물려서 몹시 가려울 때에는 밤나무 껍질을 진하게 달여서 하루에 1-2회씩 바른다. 밤나무 껍질을 달일 때 나오는 찌꺼기는 모두 걸러낸다.

● 남성들의 음낭 부위가 습기 차고 가려우면서도 아플 때에는 말린 맨드라미 씨 10g과 백반 5g, 유황 5g에 물 500 ml 를 넣고 달인 뒤 그 물로 씻는다.
마지막으로 항문 주위가 가려울 때는 그늘에서 말린 맨드라미 씨를 물에 넣고 달인 다음 백반을 약간 넣고 따뜻하게 데워서 씻는다.

무좀을 치료하는 식이요법

무좀은 주로 습기가 많은 여름철에 피부에 백색균이 파고들어 가려움증 등을 일으키는 것을 말한다. 특히 이 병은 완고한 고질병의 하나로 재발하기 쉬우니 관리를 잘 해야 한다. 여름철이 되면서 서서히 가렵기 시작하여 따갑기도 하고 비벼대면 물집이 터져 열기가 심해 붓거나 아프다. 무좀에 좋은 식품으로는 후추나 오미자, 석류와 분겨 같은 식품이 있다.

민간에서는 무좀을 예방하고 치료하기 위해 다음과 같은 방법을 활용하였다고 한다.

● 무좀 부위에 석류의 과피나 근피를 달여서 그 물을 바르면 특효가 있다.

● 큰 그릇 위에 창호지를 팽팽하게 들러 싸 놓고 바늘구멍을 여러 개 낸다. 그 위에 분겨를 수북이 쌓아놓고 숯불덩이를 올려놓으면 분겨가 타면서 기름이 바늘구멍으로 흘러내리게 되는데 이 기름을 바르면 낫는다.

● 후추와 오미자가루를 같은 비율로 섞어 물로 개어서 바르면 특효가 있다.

습진을 치료하는 식이요법

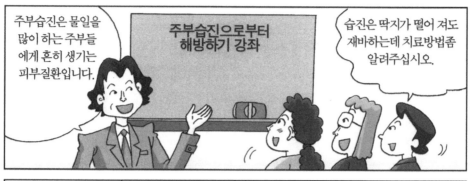

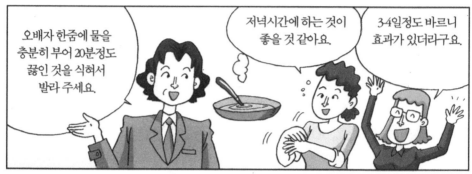

습진은 피부병의 일종으로 주로 유해 화장품, 옻을 타는 것 등이 원인인데 빨간 반점이 생기거나 가려운 것이 특징이다. 습진이 심해지면 물집이 터져 진물이 나고 마르면 자연히 떨어지는데, 만성습진은 딱지가 떨어져도 다시 되풀이 된다. 이러한 습진에 좋은 식품으로는 봉선화 잎과 생강, 굴, 쑥 잎, 감 등이 있다.

민간에서 행해져 온 습진을 예방하는 방법은 다음과 같다.

● 봉선화 잎을 찧어서 즙을 내어 종종 발라주거나 생강을 엷

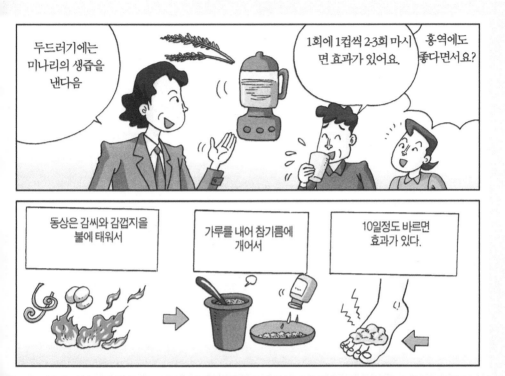

게 썰어서 붙여주면 낫는다.

● 꿀을 물에 진하게 타서 3-4회만 발라 주면 낫는다.

● 쑥잎 줄기와 고추를 태워 가루로 만들어 참기름으로 개어 3-4회 바르거나, 감 생것을 엷게 썰어서 마찬가지로 3-4회 바르면 특효가 있다.

● 꽈리를 짓찧어 즙을 낸 다음 그 즙을 환부에 수시로 바른다. 또 햇볕에 말렸다가 보드랍게 가루를 내 기름에 개어 바른다.

물집을 치료하는 식이요법

물집은 갑자기 평소보다 많이 걷거나 작고 꽉 끼는 신발을 신을 때 많이 발생한다. 또한 다른 연장이나 도구가 익숙하지 않아 여린 살 부분이 도구 마찰부위와 닿으며 물집이 발생하게 된다.

물집에 좋은 식품은 호두 껍데기와 담뱃재, 밥알 등을 활용하였다. 민간에서 행해져 온 방법으로는 다음과 같다.

● 소독한 바늘 등으로 물을 뺀 뒤 밥알로 담뱃재를 개어서 환부에 발라 붕대로 감아두면 신통하게 낫는다.

● 호두 껍데기를 태워 가루로 만든 뒤 밥알로 개어서 환부의 물을 빼내고 바른 후 붕대로 감아 두면 매우 효과가 있다.

주근깨를 치료하는 식이요법

주근깨는 대개 햇볕 등 자외선을 너무 오래 쏘이거나 호르몬 분비가 순조롭지 않을 때 나타난다. 이 밖에도 충격적인 스트레스가 있을 때 주로 생기며 일단 생기게 되면 여성으로서는 미용적으로 부담이 많이 들게 된다. 주근깨에 효과적인 음식에는 오이, 가지, 자두, 나팔꽃씨 등이 있으며 민간에서는 이를 다음과 같이 활용하여 주근깨를 치료 및 예방하였다.

● 오이 싱싱한 것을 둥글게 엷게 썰어 환부에 붙이거나 싱싱한 오이의 생즙을 내어 1-2주일 바르면 효과가 있다.

● 생가지를 등분하여 가끔 문지르면 없어진다.

● 팥꽃을 으깨어 종종 붙여두면 없어진다.

● 나팔꽃씨의 가루 2스푼에 달걀 1개분의 흰자를 잘 개어서 수면 전에 4-5회 마사지 하듯이 바르면 특효가 있다.

두드러기를 치료하는 식이요법

두드러기는 신체에서 보내는 갑작스러운 피부 경고와 같다. 일반적으로 부패된 음식물을 먹고 식중독으로 붉은 반점 등이 생기는데 심하면 발열과 가려움이 있고 잠을 못 이루며 갈증이 나기도 한다. 또는 화분, 약물중독 등의 원인이 되기도 한다. 이러한 두드러기에 좋은 식품으로는 사과 초와 무, 미나리생즙 등이 활용된다.

민간에서 사용되는 처방 법은 다음과 같다.

● 사과 초를 두드러기가 난 부위에 바르거나 무를 강판에 갈아 헝겊으로 싼 후 환부에 문질러 준다.

● 미나리의 생즙을 내어 1회에 1컵씩 2-3회 마시면 효과가 있다. 특히 홍역에 좋다.

● 호두의 푸른 껍질을 찧어서 약간의 유황가루에 개어서 바르면 신통하게 낫는다.

● 온 몸에 두드러기가 심할 경우 그늘에서 말린 쑥의 달인 물을 솜에 적셔서 자주 바른다. 5-6회 정도 반복해서 바르면 대부분 효과를 본다. 쑥을 달일 때는 고삼을 함께 물에 넣어 이

물이 절반이 조금 못 될 때까지 되게 달여야 한다.

● 두드러기는 상추로도 쉽게 치료된다. 잘 씻은 상추에 물을 상추의 4배 정도 넣고 푹 삶은 다음 찌꺼기는 버리고 그 물을 마시는 한편, 두드러기가 생긴 곳에 발라 주면 된다. 다만 상추를 삶은 물은 반드시 먼저 마신 후에 부위를 씻어야 한다.

● 우엉 2뿌리에 물 2컵을 붓고 한 컵이 될 때까지 중불에서 달여 두드러기가 가라앉을 때까지 마시거나 환부에 발라 준다. 우엉은 해독 및 해열작용을 갖고 있다.

동상을 치료하는 식이요법

동상은 장시간 또는 단시간 아주 낮거나 추운 지역에 노출됨으로써 혈액이 굳어져 충혈이 되면서 통증을 느끼게 되는 증상이다. 동상에 걸리게 되며 그 부위가 몹시 가렵고 심하면 물집이 생기고 짓물로 터지기도 한다.

동상에 좋은 식품들로는 석류꽃과 대추, 연, 가지, 파 등이 있다.

민간에서는 동상 부위에 다음과 같은 방법을 활용하여 치료를 하였다.

● 석류꽃을 말려 분말로 만든 후 상처 위를 바르면 특효가 있다. 또한 대추의 과실을 이겨서 바르거나 대추 잎과 열매를 졸여서 찜질에도 도움이 된다.

● 연의 열매를 찧어서 바르거나 가지를 강판에 갈은 즙을 1일 5-6회 환부에 바르면 특효가 있다. 특히 동상으로 발이 튼데 더욱 좋다.

● 파 2-3개에 물2홉으로 달인 물에 환부를 물이 식을 때까지 담그고, 계속하면 1-2주 안에 낫는다.

● 감 씨와 감 껍질을 불에 태워서 가루를 내어 참기름에 개어서 5-10일 정도 바르면 매우 특효가 있다.

● 귤 5개 정도를 푹 삶은 따끈한 물에 여러 번 담그면 특효가 있다.

● 생강을 물 1홉으로 반 쯤 되게 달여서 그 즙을 환부에 5-6차례 바르면 매우 좋다.

● 감의 즙을 종종 발라주면 잘 낫는다. 심할 때는 잘 익은 감의 즙으로 바르면 좋다.

종기를 치료하는 식이요법

간혹 악성 뾰루지가 응고되어 생겨서 치료를 잘못하면 세포 속으로 화농염이 터져 독소와 균이 몸속에 포화되는 일이 있다. 이를 종기라 한다. 종기에는 일반적으로 으름덩굴과 월계수잎, 민들레잎, 박, 우엉뿌리, 연꽃잎, 인동, 치자나무, 호두, 알맹이, 참깨 등이 좋다. 종기가 생긴 후 이를 치료하기 위해 민간에서 행해져 오는 방법들에는 다음과 같이 참고해볼 수가 있다.

● 목통을 달여서 그 즙을 종기에 바르면 효과가 좋다.

● 월계수 잎에서 짜낸 월계유를 바르면 낫는다.

● 민들레의 잎을 으깨어 술을 넣고 달여서 마시면 특히 등창에 효과가 있다.

● 우엉뿌리를 갈아 즙을 내어 바르면 효과가 있는데 특히 부인의 음부가 부어 아플 때나 부르텄을 때에 바르면 특효가 있다.

● 박씨를 검게 태워서 입 속의 종기에 바르면 특효가 있다.

● 연꽃잎을 찧어서 종기에 붙이면 고름을 빨아내는 특효약이 된다.

● 연꽃잎을 말린 것을 침으로 유방의 종기에 바르면 낫는다.

● 인동꽃, 줄기, 잎 말린 것을 1일 20-30g씩 달여서 3회로 나누어 3일간 차대신 마시면 특효가 있다.

● 치자나무 열매를 검게 태워서 참기름으로 반죽하여 환부에 바르면 낫는다. 특히 어린이의 머리에 종기가 생길 때에 더욱 좋다.

● 호두 알맹이 1개를 찧어서 종기 위에 종종 붙이면 낫는다.

● 깨기름을 환부에 바르면 특효가 있다.

● 참깨 생것을 입으로 씹어서 환부에 바르면 특효가 있다. 특히 어린이 종기에 좋다.

화상을 치료하는 식이요법

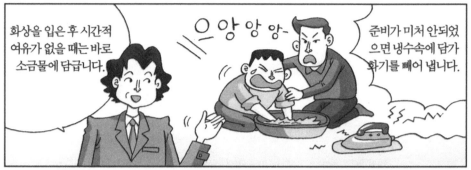

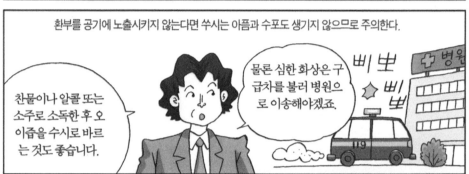

화상이란 화염 또는 물이나 기름, 수증기, 폭발, 점화하기 쉬운 약품 등에 의하여 입은 상처 등을 말한다. 1도 화상과 2도, 3도 화상으로 분류되며 가장 먼저 해야 할 것은 의료기관을 방문하여 치료하는 것이 중요하다. 또한 환부는 세균 감염에 노출이 되기 쉬우므로 이를 기본으로 두고 치료를 해야 할 것이다.

일반적으로 화상에 좋은 식품으로는 소금물과 올리브유, 기름, 콩기름, 면실유 등의 유지류, 목단재, 고구마, 감자, 토란, 진꿀 등이다.

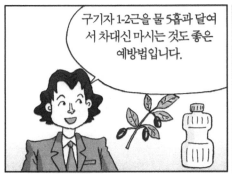

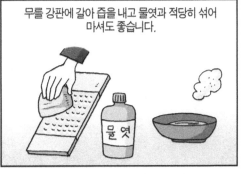

　화상을 입은 상처에 대하여 민간에서 해오는 방법으로는 다음과 같다.

　● 화상을 입은 후 시간의 여유가 없을 때는 바로 소금물에 담근다. 준비가 덜 되었을 때는 일시 냉수 속에 담가 화기를 빼어낸다. 환부를 공기에 노출시키지 않는 것은 중요한 일이다. 일단 노출시키지만 않는다면 쑥쑥 쑤시지 않으며 수포도 생기지 않는다.

● 올리브유, 참기름, 면실유 등 아무 기름이나 헝겊에 추겨 놓고 그 위에 소금을 뿌려서 환부를 감아둔다. 기름이 다른 곳에 묻을 염려가 있으므로 그 위를 스며들지 않는 다른 것으로 대고 붕대를 감아두는 것도 잊지 말도록 한다. 만약 물집이 생겼으면 소독한 바늘로 터트리고 앞의 처방을 해 둔다. 심한 경우일지라도 1주일 이내에 낫게 된다.

● 목탄재를 물로 개어 바르거나 진꿀을 발라 준다.

● 고구마, 감자, 토란 등 아무것이나 강판에 갈아 담뿍 붙이고 붕대를 감아 둔다.

● 화상을 입었을 때는 먼저 찬물이나 알코올 혹은 소주로 소독한 후 오이 즙을 환부에 수시로 바른다. 칼슘, 나트륨, 인, 염소 등이 함유된 오이는 미용에도 좋고 청열 수렴의 효능이 있어 화상에 효과가 있다.

● 뜨거운 물에 데어 물집이 생겼다가 터져서 붉은 살이 보이며 아플 때는 콩기름과 참기름, 소금을 졸여 상처에 붙이는 방법이 효과적이다. 방법은 각각 30g정도의 콩기름과 참기름을 섞어 먼저 졸인 뒤 소금 반 숟가락을 넣고 녹이면 된다. 하루에

한 번씩 갈아 붙이도록 한다.

● 불과 물에 데어 진물이 흐르고 아플 때에는 더덕가루를 상처에 뿌려주면 쉽게 낫는다. 더덕은 4-5월에 난 것을 햇볕에 말린 것이 좋다.

근골격 질환의
식이요법

관절염을 치료하는 식이요법

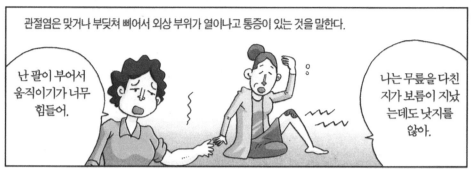

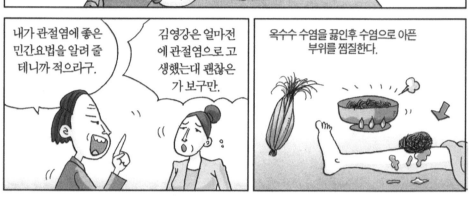

관절염은 맞거나 부딪쳐 삐어서 외상 부위에서 열이 나고 통증이 있는 것을 말한다. 관절염에 걸리게 되면 팔과 무릎이 부어서 움직이기가 심히 어렵고, 움직일 때마다 노인의 관절처럼 통증이 있다. 무릎 관절통과 관절염이 그리고 뼈골이 쑤시는 관절염이 있다.

일반적으로 관절염에 좋은 식품은 검은콩, 검은깨, 뽕나무, 박이 있다. 이를 활용하여 민간에서 활용되고 있는 간단한 식이요법에 대하여 알아보면 다음과 같다.

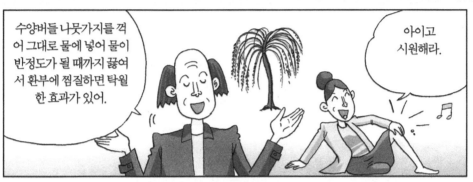

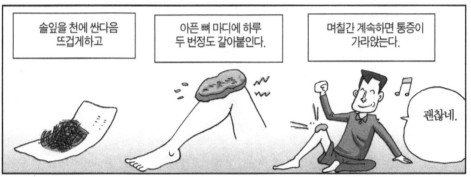

● 검은깨 1되를 볶아서 항아리에 담고, 뜨겁게 데운 술 1되를 붓는다. 10일쯤 지나서 식후나 식전에 1-2잔씩 따끈하게 마시면 특효가 있다.

● 다시마 국물 반 컵에 감귤 3개의 즙을 타서 식후 또는 식전에 마시면 효과가 좋다.

● 무즙 3에 물엿1의 비율로 넣고 효과가 있을 때까지 매일 차처럼 마시면 효과가 좋다.

● 뽕나무 마른가지 75g와 오가피 3일곱째 ,5g, 율무쌀 75g 에 물 1되를 붓고 달여서 나무는 건져내고 하루에 3회로 나누 어 식전으로 복용한다.

● 박껍질을 태워서 가루로 만들어 따뜻한 술 1잔에 가루 한 숟가락씩 넣어서 마시고 땀을 내고, 3-5회 계속하면 낫는다.

● 자연 술을 아침 식사 전으로 마시고 날 채소와 단백질을 줄 이면서 식후에는 적당한 과즙을 마신다. 특히 잠들기 전에는 다시마 가루를 더운 물에 타서 마시면 효과가 좋다.

● 생강 묵은 것 20g을 강판에 갈아 헝겊주머니에 넣고 물 반 되로 졸여 생강탕을 만들어 환부가 발갛게 될 때까지 찜질을 하고 난 후 우약(환부에 바르는 약으로써 묵은 생강, 토란을 강 판에 갈아서 밀가루를 똑같이 넣어 만든 것)을 여러 번 바르면 낫는다.

● 말린 제비 쑥 40g에 마른 명태 한 마리를 잘 두드려 넣고 적당량의 물을 넣은 다음 약한 불에 천천히 달인 후 그 물을 한 번에 150ml씩 하루 두 번 밥 먹기 전에 먹는다.

● 옥수수염에 적당량의 물을 넣고 끓인 후 뜨거운 수염으로 아픈 부위를 찜질해도 효과가 있다.

● 솔잎은 천에 싼 다음 뜨겁게 하여 아픈 뼈마디에 하루 두 번 정도 갈아 붙인다. 이러한 방법으로 며칠간 계속하면 통증이 가라앉는다.

● 나팔꽃잎과 줄기를 각각 4g씩 물 200ml에 넣고 150ml정도 되게 달여
 하루 세 번 40-50ml씩 마신다. 나팔꽃잎 15g와 씨 15g에 물 100ml를 넣고 물이 절반으로 줄 때까지 달인 후 그 물을 하루 2-3번에 나누어 빈속에 마셔도 좋다. 단, 이 방법은 임산부에게는 쓰지 말아야 한다.

● 수양버들 나무 가지를 꺾어 그대로 물에 넣고 그 물이 반이 될 때까지 끓여 그것을 환부에 온찜질한다. 수양버들은 타박상이나 관절을 삐었을 때 등에 탁월한 효과가 있어 예부터 많이 사용해 온 민간요법 약재이다.

담을 치료하는 식이요법

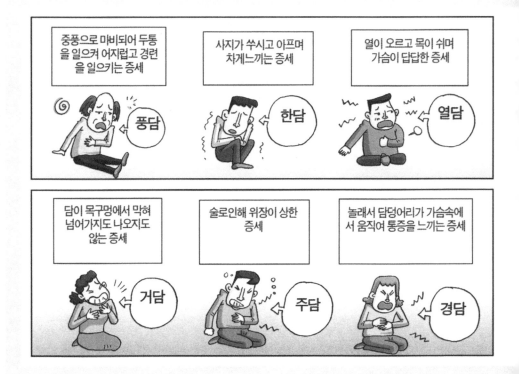

담은 진액이 열로 인하여 탁하게 되며, 음의 체내로 들어간 수분이 제대로 분산되지 못해서 병적인 액체로 발병하는 것이다. 담에 걸리게 되면 갑자기 가슴, 허리, 등, 다리, 사타구니 등지로 돌아다니는 것 같고 심하게 통증이 올 때가 있다. 근육과 뼈가 계속 당기고 앉아도 누워도 편치 못하다.

특히 중풍으로 마비되어 두통을 일으켜 어지럽고 경련을 하는 증세는 풍담이고, 사지가 자유롭지 않고 쑤시고 아프며 차게 느끼는 증세는 한담이다. 또 열이 오르고 목이 쉬며 가슴이 답답한 증세는 열담이며, 담이 목구멍에서 막혀 자유롭게 넘어가

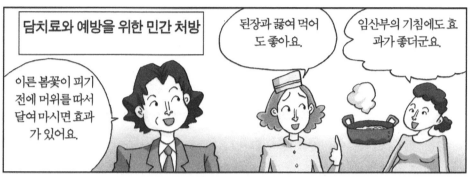

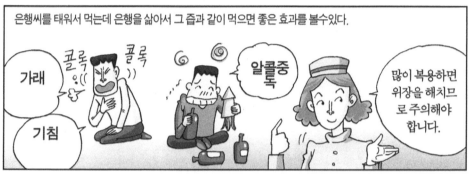

지도 나오지도 않는 증세는 기담이라 한다. 술로 인하여 위장이 상하여 생긴 담을 주담, 놀래서 생긴 담의 덩어리가 가슴속에서 움직이기 시작하여 심한 통증을 느끼는 증세를 경담이라 한다.

일반적으로 동맥경화에 좋은 식품으로는 머위, 은행, 도라지, 금화초가 있다. 담 치료와 예방을 위해 민간에서 처방하고 있는 식이요법은 다음과 같다.

● 이른 봄꽃이 피기 전에 머위를 따서 달여 마시든가 된장과

끓여 먹으면 거담에 좋다. 특히 임신 중의 기침에 효과가 있다.

● 은행 씨를 태워서 먹는데, 이때 은행을 삶아서 그 즙과 같이 먹으면 가래, 기침 멎게 하는데 특효가 있다. 특히 알코올 중독, 어린이 오줌싸개에도 효과가 있다. 그러나 주의 할 점은 많이 복용하면 위장을 헤치는 역할도 한다는 점이다.

● 도라지 뿌리 20g, 감초 15g를 물 4홉에 넣고 반이 될 때까지 달여서 하루 3회로 나누어 마시면 거담, 해열, 진해, 천식에도 효과가 있다. 그러나 이것에는 독성이 있으니 많은 양의 복용은 피하는 것이 좋다.

● 한국의 꽃을 말려서 달여 마시면 거담, 설사약으로 효과가 크다. 특히 혈액을 통하여 담결에 좋으나 대장이 냉하고 허한 사람은 복용하는 것이 좋다.

발목이 삐었을 때 치료하는 식이요법

발목이 삐었을 때 치료와 예방을 위해 민간에서 처방하고 있는 식이요법은 다음과 같다.

● 관절을 삐었을 때는 여러 가지 방법이 있는데, 처음 하루는 냉찜질을 해주고 며칠 후부터는 온찜질을 해준다. 그리고 이때 달걀노른자와 밀가루를 반죽해서 발라 주면 피하출혈 됐던 곳이 빨리 흡수되어 아픔이 사라질 수 있다.

● 수양버들 가지를 약 10cm정도 크기로 잘라 중간정도 크기의 냄비에 물을 가득 붓고 충분히 우러날 수 있을 때까지 푹 끓인다. 충분히 우러나면 세숫대야에 부어 약간 식혀서 따뜻한 상태에서 발을 담그면 된다. 통증이 없어 질 때까지 수시로 하면 좋다.

● 팔을 삐었을 때는 연한 버드나무 가지와 생지황을 같은 양을 넣고 찧어 환부에 넓게 붙여준다. 오랫동안 붙여두었다가 수분이 마르면 갈아 준다. 쓰다 남은 것은 소주에 넣어 두었다가 사용해도 좋다.

디스크를 치료하는 식이요법

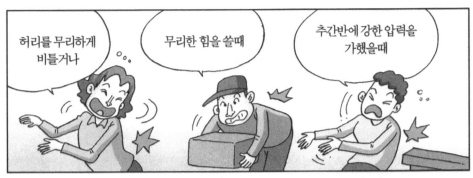

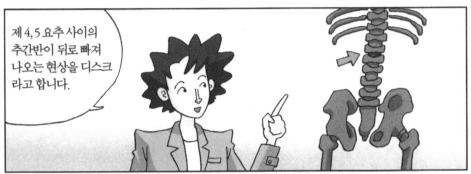

　디스크란 허리를 무리하게 비틀거나, 무리한 힘을 쓰거나, 추간 반에 강한 압력을 가했을 때 대개 제 4, 5 요추 사이의 추간 반이 뒤로 빠져 나오는 현상이다. 주로 청, 중년기에 많으며, 통증이 있고 움직이기가 부자연스러우며 심할 때는 장기적인 휴식과 수술 및 치료요법이 요구된다. 목이나 팔 디스크의 치료요법도 이와 같은 일종이다.

　일반적으로 디스크에 좋은 식품으로는 쑥, 마늘, 두릅 잎사귀, 접골목이 있다.

　치료와 예방을 위해 민간에서 처방하고 있는 식이요법은 다음

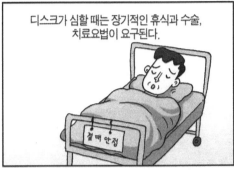

디스크가 심할 때는 장기적인 휴식과 수술, 치료요법이 요구된다.

절대 안정

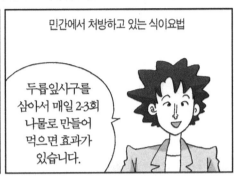

민간에서 처방하고 있는 식이요법

두릅잎사구를 삶아서 매일 2-3회 나물로 만들어 먹으면 효과가 있습니다.

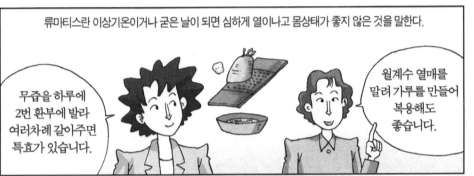

류마티스란 이상기온이거나 굳은 날이 되면 심하게 열이나고 몸상태가 좋지 않은 것을 말한다.

무즙을 하루에 2번 환부에 발라 여러차례 갈아주면 특효가 있습니다.

월계수 열매를 말려 가루를 만들어 복용해도 좋습니다.

과 같다.

● 두릅의 잎사귀를 삶아서 매일 2-3회 나물로 만들어 먹으면 효과가 있다. 특히 목 디스크에 좋다.

● 쑥 잎사귀와 마늘들, 말오줌나무 각각 40g를 헝겊 대에 담아 목욕물에 넣고 따끈하게 데워 입욕하면 특효가 있다.

류마티스을 치료하는 식이요법

류마티스란 이상기온이거나 굳은 날이 되면 심하게 열이 나고 몸 상태가 부진해지는 것을 말한다. 또한 무엇인지 모르게 손가락이나 손목이 저리고 붓게 되며 관절 마디가 부자유스러워진다.

일반적으로 류마티스에 좋은 식품으로는 석류껍질, 율무, 월계수, 무즙, 선인장, 유자 씨, 겨자 분, 연밥, 우엉이 있다. 치료와 예방을 위해 민간에서 처방하고 있는 식이요법은 다음과 같다.

● 말린 석류껍질 20g정도를 물 한사발로 달여서 매일 3회씩 공복 때 나누어 2-3주일 마시면 특효가 있다.

● 월계수열매를 말려 가루를 만들어 1회에 2g씩 1-2개월 따끈한 물로 복용 하면 특효가 있다.

● 율무는 소염, 진통작용이 있어서 율무분, 현미분, 소맥분 각 100g와 설탕, 소금 약간을 넣고, 초 1스푼과 물로 반죽하여 건빵이나 케이크, 등을 만들어 먹으면 특효가 있다. 또는 율무와 구기자를 똑같이 넣고 달여서 차 대신 마시면 더욱 효과가 있다.

● 파 500g, 겨자가루 반홉, 보리 1홉을 헝겊에 싸 넣고 물 1 되로 반쯤 되게 달여서 만든 더운 물에 수건을 적셔 환부를 마 사지하면 매우 효과가 있다.

● 무즙을 1일 1-2회로 환부에 발라 여러 차례 갈아주면 특효 가 있다.

● 겨자분말 100g를 헝겊에 싸서 목욕탕 물에 울려 낸 뒤 가 슴 아랫부분만 입욕하는데 벌겋고 후끈후끈해질 때까지 하면 효과가 있다. 단 목욕할 때 겨자물이 얼굴에 튀지 않도록 주의 하고 목욕이 끝나면 수면과 휴식이 필요하다.

● 우엉 날것을 먹기 좋게 만들어 매일 반개 정도씩 장기복용 하면 특효가 있다.

● 선인장을 찧은 즙을 환부에 발라 붕대로 감아두면 통증이 멎는다.

목덜미가 뻐근할 때 치료하는 식이요법

목덜미가 뻐근해 지는 것은 정신적 스트레스, 바이러스 세균으로 인하여 신진대사가 깨뜨러져 일어나는 것이다. 이는 호르몬의 불균형이 주원인이다. 고혈압, 갱년기 장애 등의 증세가 일어나면서 피로, 권태, 저리고 판단력이 흐려지며 미열이 나타나 목덜미가 뻐근해진다.

일반적으로 목덜미가 뻐근할 때에 좋은 식품으로는 대추 씨, 매실, 두릅, 칡뿌리가 있다.

치료와 예방을 위해 민간에서 처방하고 있는 식이요법은 다음과 같다.

● 대추씨에 약간의 감초를 넣어 서서히 달여서 매일 조석으로 장기복용하면 특효가 있다.

● 매실 풋것을 강판에 갈아 즙을 내고 이것을 넓은 그릇에 담아 햇볕이나 열로 수분을 증발시키면 매실 엑기스를 물 한 컵에 타서 매일 3회로 장기복용하면 특효가 있다. 또 예방약으로도 좋다.

● 두릅의 잎을 삶아서 나물로 해서 일상식으로 먹어도 효과가 좋다. 또한 두릅의 근피, 수피를 벗겨 응달에 말린 다음 1일

15-20g씩 달여서 식후에 마시면 특효가 있다.

● 칡뿌리를 잘 씻어 달여서 차 대신 장기간 마시면 특효가 있다. 특히 어깨가 무겁고, 뒷골이 굳은 듯 뻐근할 때, 열 기운도 멈추게 된다.

신경통을 치료하는 식이요법

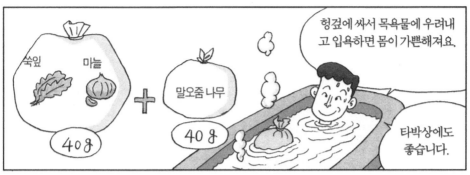

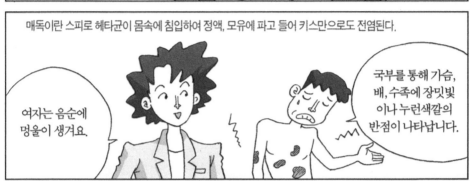

신경통의 증세는 여러 가지로 나타날 수 있다. 특히 복통으로 그 통증이 엉덩이로부터 넓적다리 뒤쪽으로 하여 무릎 아래까지 저리며 한쪽의 통증이 더 심한 경우도 있다.

일반적으로 신경통에 좋은 식품으로는 월계수 잎, 율무, 구기자, 연의 연밥, 땅두릅, 인동, 쑥이 있다.

치료와 예방을 위해 민간에서 처방하고 있는 식이요법은 다음과 같다.

● 월계수 잎에서 짜낸 월계유를 통증이 있는 주위에 바르면

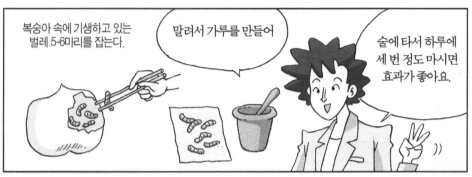

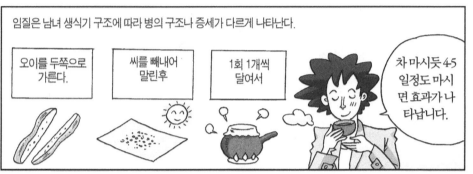

효과가 있다.

● 율무와 구기자를 넣고 달여서 차 대신 장기간 복용한다.

● 오가피의 노근을 껍질을 벗기고 말린 다음 1일 2근씩을 달여서 장기복용 하면 효과가 있다.

● 연밥을 1회 5-10g씩 물 2홉으로 반이 되게 달여서 매일 2-3회 식전으로 2-3주일을 복용하면 효과가 있다.

● 인동 풀을 풀어 넣고 목욕을 하면 효과가 있다.

● 두릅의 잎을 삶아서 1일 2-3회 나물로 만들어 먹으면 효과가 있다. 또한 두릅의 근피, 수피를 벗겨 응달에 말려 1일 15-20g를 달여서 식후에 마시면 특효가 있다.

● 쑥잎과 마늘을 각 2:1로 하여 40g, 말오줌나무 40g을 헝겊에 싸서 목욕물에 넣고 울려내어 입욕하면 특효가 있다.

타박상을 치료하는 식이요법

외상을 입으면 피하출혈을 하여 검푸른 반점이 생기고 심한 경우에는 골절이 되거나 복부타박일 경우는 피하조직이 파열되는 수가 있다.

일반적으로 타박상에 좋은 식품으로는 생강, 목통, 메일, 인동풀, 무, 쑥, 오이, 치자가 있다.

치료와 예방을 위해 민간에서 처방하고 있는 식이요법은 다음과 같다.

● 환부를 깨끗이 한 다음 생강즙이나 참기름으로 문질러 바르면 상처가 낫는다.

● 목통을 달여서 그 즙을 부위에 바른다.

● 메밀가루를 술로 반죽하여 바르면 효과가 있다.

● 인동 풀을 풀어 넣고 목욕을 하면 효과가 있다.

● 무즙을 내어 1일 2-3회씩 환부에 바르면 효과가 있다.

● 쑥잎사귀와 마늘 40g, 말오줌나무40g, 헝겊에 싸서 목욕

물에 울려내고 덥게 데워서 입욕하면 특효가 있다.

● 오이 반개, 밀가루 0.5홉, 후춧가루 약간을 반죽하여 환부
에 헝겊으로 동여 놓으면 효과가 있다.

● 치자나무열매 가루에 치자나무열매의 1/10 되는 생강을 넣
고 식초로 반죽하여 환부에 발라 붕대로 해서 바르며 2-3차례
갈아 준다.

● 생강즙과 청주를 섞어서 환부에 발라 준다.

● 수선화의 뿌리를 찧어서 밀가루와 반죽한 것을 환부에 바
른다.

● 부추를 절구에 넣어 질척해질 때까지 찧은 뒤 소금을 약간
섞어 가제에 펴 발라 상처 부위에 습포제로 사용하면 효과가
있다. 타박상은 겉으로 나타나는 출혈은 없지만 피부조직 밑에
서 내출혈이 수반되는 경우가 대부분이다. 이는 멍이 든 상태
로 그 부위를 차갑게 해주고 그 다음 부추로 효험을 볼 수 있
다.

● 오이 즙에 밀가루, 식초를 함께 개어 발라 주면 어혈을 푸는 역할을 하므로 타박상에 효과적이다. 이때 각 재료의 비율은 오이 즙 2수저에 밀가루 1수저 식초 1수저가 적당하다.

● 타박상이 악화되어 신경통까지 생겼을 때는 선인장 표면에 칼집을 내어 나온 즙을 환부에 발라준다. 이 방법은 놀라울 만큼 효과적이므로 꾸준히 시도해 볼 만하다.

쑥 찜질의 효과

손발이 차가와지면서 아랫배가 차고 월경이 있을 때 매우 아프며 평상시에도 대하가 많으면 다음 쑥 찜질을 통하여 효과를 볼 수 있다. 이는 불에 달군 돌에 쑥을 싸서 매일 한 번씩 아랫배를 찜질하도록 한다.

임신과 여성 질환의
식이요법

월경불순을 치료하는 식이요법

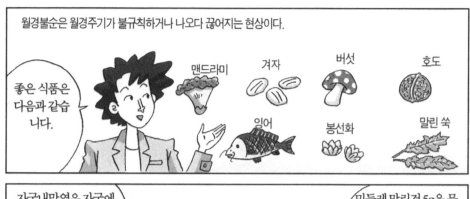

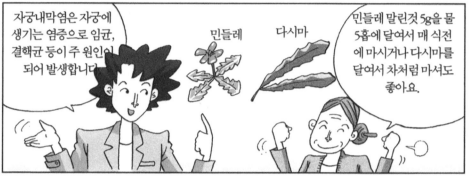

월경불순은 월경 주기가 불규칙하거나 나오다 끊어지는 일을 말한다. 자궁의 발육부진 등으로 아랫배나 허리가 아프거나 요통이 발생한다. 이 증상에 좋은 식품으로는 맨드라미와 박, 겨자, 버섯 등이 있으며 민간에서는 다음과 같은 식이요법을 통하여 치료하고 있다.

● 맨드라미꽃 말린 것 한줌을 물 2홉으로 반이 되게 달여서 1일 3회로 나누어 식간으로 복용한다.

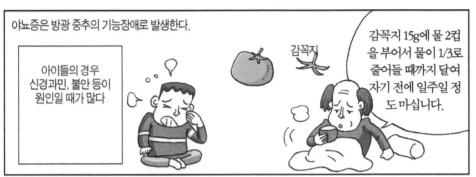

아뇨증은 방광 중추의 기능장애로 발생한다.

아이들의 경우 신경과민, 불안 등이 원인일 때가 많다

감꼭지

감꼭지 15g에 물 2컵을 부어서 물이 1/3로 줄어들 때까지 달여 자기 전에 일주일 정도 마십니다.

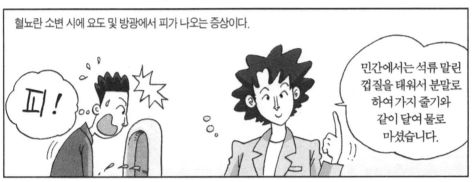

혈뇨란 소변 시에 요도 및 방광에서 피가 나오는 증상이다.

피!

민간에서는 석류 말린 껍질을 태워서 분말로 하여 가지 줄기와 같이 달여 물로 마셨습니다.

● 박의 껍질과 종자를 말려 달여서 1-2 주간 마시든지 요리하여 먹으면 치료에 효과적이다.

● 겨자가루 4-8쯤을 1일 1회 2일간 식전에 복용한다. 특히 여성의 허리와 배가 아프고 열이 날 때에 더욱 효과가 있으나, 임산부는 먹지 않는 것이 좋다.

● 버섯 2-3개와 호도 2-3개에 설탕을 약간 넣어 물 3홉으로 달여 마시도록 한다.

● 600g정도의 잉어 한 마리를 술에 끓여 먹으면서 뼈는 또 따로 가루 내어 사과즙이나 술에 타서 마신다.

● 박하풀로 즙을 내어 하루에 2-3회씩 마시는데, 1회 복용량은 박하풀 한줄 정도가 적당하다. 특히 월경 때 아랫배와 유방이 불어나고 주기가 맞지 않을 때 효과적이다.

● 봉선화의 잎, 줄기, 뿌리를 적당히 달여서 하루에 세 번 밥 먹기 전에 마신다.

● 말린 쑥 30g에 물을 200ml 정도 넣고 달여 찌꺼기는 짜버리고 거기에 계란 흰자위 1개 정도를 풀어 넣고 잘 섞어 밥 먹기 전에 마시도록 한다.

자궁내막염을 치료하는 식이요법

자궁내막염은 자궁에 생기는 염증으로 임균, 결핵균 등이 주원인이 되어 발생한다. 증상으로는 대하증 하복통과 생리불순 등이 나타난다. 자궁 내막염에는 마름과 노학초, 민들레, 다시마등이 좋다.

민간식이요법은 다음과 같이 참고할 수 있다.

● 마름열매 5개를 물 1홉과 달여서 장기적으로 1일 3회씩 나눠 마시면 효과가 좋다.

● 노학초 30g을 물 1L와 달여 천으로 짜서 달여서 매 식전 마시도록 한다.

● 민들레 말린 것 5g을 물 5홉에 달여서 매 식전 마시거나 다시마를 1회에 1근을 달여서 10-20일간 차처럼 마신다.

야뇨증을 치료하는 식이요법

일반적으로 야뇨증은 방광중추의 기능장애로 발생한다. 아이들의 경우 신경과민, 불안 등이 원인인 때가 많다. 야뇨가 극히 심하지 않을 때는 감꼭지가 효험을 보이기도 한다.
민간에서 행해지고 있는 식이요법은 다음과 같다.

● 감꼭지 15g에 물 2컵을 부어서 물이 1/3로 줄어 들 때 까지 달여 일주일 정도 잠자리에 들기 전에 마신다.

● 호장근 말린 뿌리에다 적당량의 물을 붓고 물이 반으로 줄 때까지 졸여 마신다.

● 인삼과 비슷한 모양의 잔대 뿌리를 강판에 갈아 즙을 짜서 야뇨증 아이에게 마시게 하면 증상이 많이 호전된다.

혈뇨를 치료하는 식이요법

혈뇨란 소변시에 아프지는 않지만 요도 및 방광에서 피가 나오는 증상을 가리킨다. 일반적으로 혈뇨는 신결핵일 경우 많은데 요도에 결석이 있을 때나 신염, 혈액병인 경우도 소변에 피가 섞여 나오므로 정확한 진단을 받아야 한다.

혈뇨에 좋은 식품으로는 석류와 질경이를 들 수 있다. 민간에서 이를 이용하여 행해지고 있는 식이요법으로는 석류의 말린 껍질을 태워서 분말로 하여 가지의 줄기를 달여 물로 마시고 있다.

냉증을 치료하는 식이요법

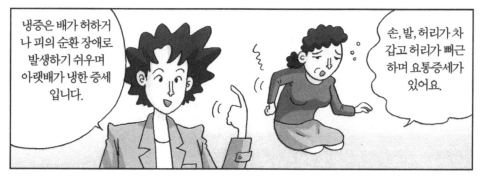

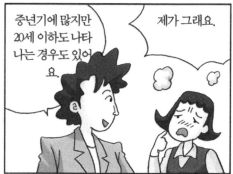

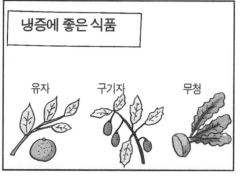

냉증은 배가 허하거나 피의 순환장해로 발생하기 쉬우며 아랫배가 냉한 증세를 말한다. 또한 월경불순과 갱년기장애, 빈혈증, 저혈압증, 자궁내막염, 노이로제, 히스테리 등으로 인하여 나타날 수 있다. 일반적으로 손, 발, 허리 등이 차갑고 허리가 뻐근하며 요통을 수반하는데, 대체로 중년기에 많으나 20세 이하에서도 나타나는 경향이 있다.

이러한 냉증에 좋은 식품으로는 유자와 구기자, 무청 등이 있다.

민간에서 행해지고 있는 식이요법은 다음과 같다.

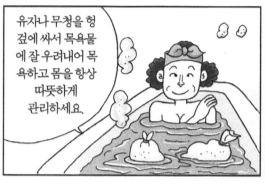

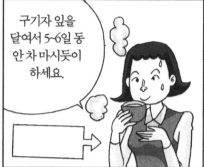

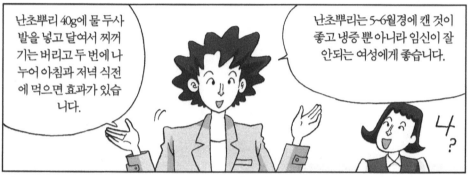

● 유자나 무청을 헝겊에 싸서 목욕물에 잘 우려 낸 다음 목욕하고 몸을 언제나 따뜻하게 관리하도록 한다.

● 구기자잎을 달여서 5-6일간 차 마시듯이 복용한다.

● 말린 쑥을 달여서 하루에 세 번씩 1주일 정도 마시면 효과가 있다.

● 세숫대야에 겨자가루 1-2g을 넣고 더운 물을 부어 잘 저은

다음 수건을 적셔 환부에 댄다. 이렇게 매일 1-2차례 3-4일간 계속하면 효과를 볼 수 있다.

● 부추로 국을 끓여 먹든가 나물을 만들어 먹는다. 이때 몸을 덥게 조절해 야 한다.

● 율무를 넣고 목욕물을 알맞게 끓여서 몸을 한참 담그고 있으면 좋다.

● 오미자가루 한 줌에 된장 한 숟갈을 넣고 짓이겨 음질 내에 1-2차례 넣으면 낫는다.

● 난초 뿌리 40g에 물 두 사발을 넣고 달여서 찌꺼기는 버리고 두 번에 나누어 아침과 저녁 밥 먹기 전에 먹는다. 난초의 뿌리는 5-6월경에 캔 것이 좋으며 한 달 보름 정도 계속 먹으면 냉증뿐 아니라 임신이 잘 안 되는 여성은 가능해진다고 한다.

난산을 치료하는 식이요법

난산이란 자궁의 경관이 넓어지기 어렵거나 태아의 탯줄이 눌러지기 쉬운 위치에 있을 때 골반에 이상이 생기거나 합병증으로 자연분만이 어려운 경우를 말한다. 이 밖에도 심장이나 폐가 약하여 제왕절개로 분만하게 되는 경우도 있다. 임산부의 이러한 난산에 대비하는 일도 중요하지만 우선은 음식물을 통해서 고른 영양섭취를 하는 것이 임부에겐 필수 불가결한 섭생법이라 생각한다.

난산을 예방하기 위한 좋은 음식으로는 질경이와 참깨, 아주까리가 있으며 다음과 같이 치료 처방하여 치료 할 수 있다.

● 질경이씨 또는 질경이와 생즙을 1회에 4g씩 술 1잔에 타서 마시면 즉효가 있다.

● 참기름 한 잔 꿀 한 잔을 넣어 반이 되게 달여서 마시면 즉효가 있다.

방광염을 치료하는 식이요법

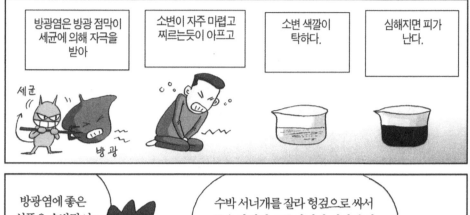

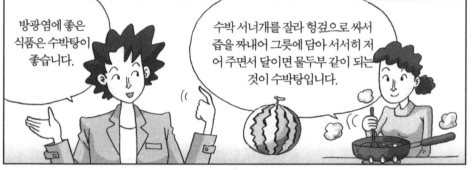

방광염은 방광점막이 세균에 의해 자극을 받게 되어 소변이 자주 마렵고 소변이 끝날 때는 찌르는 듯이 아프며 탁한 것이 특징이다. 심해지면 출혈을 하게 되어 소변이 풀처럼 흐리게 된다.

방광염에 좋은 식품으로는 대사리와 실고사리, 수박이 있다.
민간에서 행해지고 있는 효과적인 식이요법은 다음과 같다.

● 대사리를 차 대신 달여서 특효약이다.

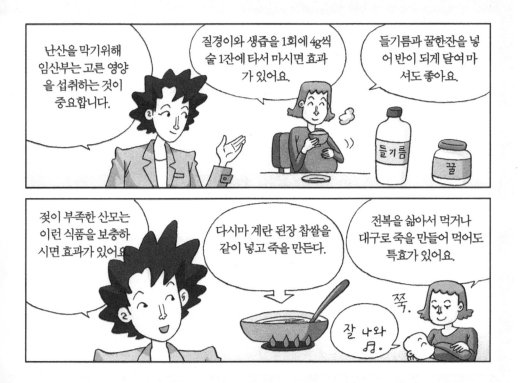

● 실고사리의 씨를 말려서 1회 1-2g씩 1일 3회로 보리차 등으로 복용한다.

● 수박으로 1홉의 수박탕을 만들어 마신다. 수박탕은 수박 3-4개를 잘라 헝겊으로 싸서 즙을 짜내어 넓은 그릇에 담아 서서히 저어주면서 달이면 수분이 증발되어 물두부 같은 것이 수박탕이다. 이것을 1일 3-4회로 1회 한 숟갈씩 복용하되 방광염이 심하면 2-3숟갈로 복용하면 특효가 있다.

모유 수유 치료하는 식이요법

　모유수유는 현재 아이의 발달과정과 건강을 위해서 꼭 필요한 과정이지만, 젖이 부족한 경우 제대로 돌질 않아 정상적인 수유가 어렵고 아이나 어머니 모두 고통적인 수유시간을 겪는 경우가 있다. 모유수유를 원활하게 하기 위한 식품으로는 다시마, 밤, 대추, 콩, 은행, 팥, 상치, 호박, 민들레, 전복, 대구, 수세미, 완두 등이 있다.

　민간 식이요법에서 행하는 방법들은 위의 모유수유에 좋은 식품을 살려 다음과 같이 조리한다.

● 다시마와 계란, 된장을 적당히 넣어 찹쌀죽을 만들어 먹으면 젖이 잘 나오며 보양에도 좋다.

● 팥과 현미로 팥죽을 만들어 1주일쯤 먹으면 특효가 있다.

● 완두콩을 삶든지 볶아서 2-3숟갈씩 먹으면 젖이 잘 나온다.

● 밤 1공기, 대추 1공기, 팥과 검은콩 1공기와 찹쌀 2-3홉으로 밥을 지어서 1일 3회로 나누어 먹으면 효과가 좋다. 이는 또한 보약도 되고 산후원기에도 좋다.

● 호박씨 1홉을 볶아서 수시로 까먹으면 효과가 좋다.

● 상치 3-4포기를 찧어 즙을 내어 적당량의 꿀을 타서 마시면 효과가 있다.

● 은행나무에 볼록하게 솟아난 부분을 잘라 내어서 물 2홉으로 달여서 마시면 즉효가 있다.

● 전북을 삶아서 전복과 그 물을 같이 먹거나, 대구를 깨끗이 씻은 후 죽을 만들어 먹으면 특효가 있다.

● 되도록 붉은 수세미의의 씨를 가루를 내어 1회에 1숟갈씩 술에 타서 마시고 땀을 내면 신효가 있다.

산후통증을 치료하는 식이요법

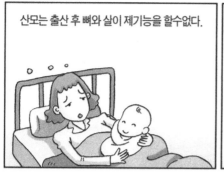

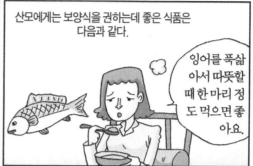

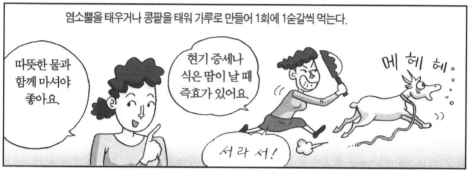

육아 출산 후 전반적인 조섭을 말한다. 자궁 수축과 태아 생성으로 인하여 산모의 몸은 뼈와 살이 모두 제 기능을 할 수 없다. 보양을 중심적으로 하여 좋은 산모에게 좋은 식품으로는 유자껍질, 메밀, 잉어, 쑥, 뽕나무, 귤, 대추, 마늘, 호박, 염소 등이 있다.

출산 후 다음과 같은 민간 식이 요법을 행하도록 한다.

● 유자껍질을 달여서 1-2컵 마시면 즉효가 있으며, 특히 복통에 좋다.

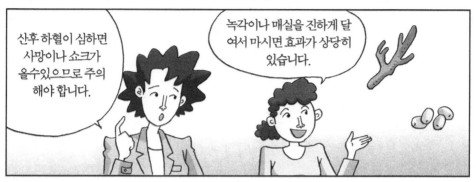

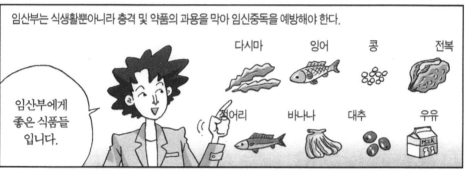

● 메밀을 볶아서 분말로 만들어 한 숟갈씩 따뜻한 물 한 컵과 마시면 즉효가 있다.

● 잉어를 푹 삶아서 따뜻할 때 한 마리 정도 먹으면 특효가 있다. 특히 복통에 좋으며, 젖이 잘 나온다.

● 방을 덥게 하고 쑥잎과 뽕잎사귀를 자리에 깔아놓은 다음 그 위에 누워서 땀을 푹 내면 즉효가 있다. 특히 팔, 다리가 마비되어 자유롭지 못할 때 좋다.

● 묵은 대추 2홉을 푹 달여서 1-2회 마시면 특효가 있다. 특히 산후에 허리가 뻐근한 통증이 있을 때 효과가 좋다.

● 마늘 1홉에 물 1-2그릇쯤을 부어 반이 되게 달여서 마시면 즉효이고 특히 산후의 중풍, 경풍에 효과가 좋다.

● 호박을 껍질만 벗겨 내고 삶아서 즙을 내어 즙 1컵에 꿀 한 숟갈 넣어서 1일 3회로 2-3일 마시도록 한다. 특히 산후에 몸이 붓거나 통증이 가시지 않을 때 효과가 좋다.

● 굴껍질 1홉과 쑥잎 1홉을 물 1-2사발 넣고 달여서 따끈하게 한 사발 마시면 즉효가 있다. 특히 산후에 몸이 어딘지 모르게 저리며 한기로 떨릴 때 효과가 좋다.

● 염소 뿔을 태우거나 콩팥을 태워서 가루로 만들어 1회에 1숟갈씩 따뜻한 물로 마시도록 한다. 산후에 현기증세가 있거나 식은땀이 날 때와 허약할 때 복용하면 즉효가 있다.

산후하혈을 치료하는 식이요법

산모가 출산 후 자궁이 정상적으로 수축되질 못하여 하혈이 계속되는 경우가 있다. 이러한 경우, 지속된다면 빈혈 등 각종 질병에 노출되고 심한 경우 사망에 쇼크가 올 수 있으므로 주의해야 한다.

일반적으로 자궁 수축은 어느 정도의 기간이 지나면 완화된다. 자궁 수축을 완화할 수 있고, 산후 하혈에 좋은 식품으로는 다음과 같다.

쑥, 매실, 생강, 녹각, 오징어, 연 등이 그것이다. 이는 다음과 같은 민간 식이 요법에 의하여 더욱 효과적일 수 있다.

● 쑥 말린 것과, 생강 말린 것을 각 10g씩을 볶아서 물 한 되로 반이 되게 달여서 마시면 즉효가 있다.

● 매실 5개를 물 2홉으로 진하게 달여서 1-2회로 나누어 마시도록 한다.

● 녹각 1돈쯤을 물을 붓고 진하게 달여서 1-2회 나누어 마시도록 한다.

● 생강을 가루로 만들어 반 숟갈씩 술 한 컵에 타서 마시면 효과가 좋다.

임신중독을 치료하는 식이요법

임신이 시작되면서 임산부에게는 여러 가지 변화가 있다. 임신 1개월에서 3개월 사이에 입덧이 시작되면서 체내 호르몬작용에 의해 월경이 멎게 되거나 식성의 변화를 갖게 된다. 또한 정신적인 감정변화와 자궁이 방광을 압박하여 소변량이 평소보다 많거나 잦고 분비물이 많아져서 변비 또는 냉이 많아지므로 피부염 기타 질병에 유의해야 한다.

또한 임산부는 태아를 뱃속에서 키우며, 태아에게 영양을 빼앗기게 되는 만큼 임산부로서 고른 영양섭취를 해야 한다. 물론 성생활도 자궁을 거칠게 압박하지 않는 범위에서 행해야 한다. 결론적으로 임산부는 식생활뿐 아니라 충격 및 의약품의 과용을 막아 유산을 방지해야 한다. 임신중독증은 특히 고혈압, 단백뇨, 부종 등의 현상과 관련된다. 이 책에서는 임산부에게 맞는 식이요법만 소개하기로 한다.

(1) 임신중독증 식이요법의 기본수칙

증상이 가벼우면 출산 후에 자연스럽게 낫지만 중한 경우는 태아에게 좋지 않은 영향을 미치며, 이를 치료하지 않으면 임산부가 혼수나 경련을 일으키고 사망하는 경우도 있다. 일단 임신이 되면 식생활에 주의하여 임신중독증에 걸리지 않도록 예방해야 한다.

임신중독증의 치료에는 식사요법과 안정이 기본이다.

◑ 병을 예방하려면 임신 전기부터 에너지를 조정하여 체중을 조절하는 것이 중요하다. 비만증이 함께 있는 경우는 1400-1600Kcal 정도의 저에너지 식을 하여 감량하도록 노력하고, 비만이 아닌 경우는 1800Kcal를 섭취한다.

◑ 활동을 하고 난 후에는 몸의 왼쪽을 아래로 해서 누워 안정을 취하도록 한다. 위를 향해서 누우면 혈관 압박으로 혈액순환이 안 되어 부종(발), 태아의 영양부족, 단백뇨를 유발시키므로 주의한다.

◑ 임신초기에 입덧이 심하면
 - 탄수화물을 중심으로 좋아하는 식품을 조금씩 자주 먹도록 한다.
 - 위에 부담을 주지 않는 과일, 야채 등의 신선한 식품으로 입맛을 내도록 한다.
 - 식사하고 난 뒤에는 가벼운 운동을 한다.

◑ 임신오저로 식사를 못하고 물도 마실 수 없게 되면
 - 음식은 한꺼번에 많이 먹지 말고 조금씩 여러 번 먹도록 한다.

– 탈수현상을 막기 위해, 포도당액, 링겔액 주사를 맞도록 한다.

◐ 염분섭취를 하루에 7g 이하로 제한한다.

염분을 많이 섭취하면 부종, 혈압상승을 유발하므로, 증상이 가벼울 땐, 음식을 약간 싱겁게 먹도록 함. 중증이면 평소의 절반이하로 줄이고, 극히 심한 경우는 입원하여 무염식을 해야 한다.

◐ 부종이 심하고, 소변량이 감소한 경우는 수분섭취를 제한한다. 갈증이 심할 때는 물을 마시지 말고 과일, 우유 등의 수분함유식품으로 해소한다.

◐ 몸을 보온하도록 유의한다.

◐ 양질의 단백질을 충분히 섭취해야 한다. 단백질이 부족하면, 임신중독증을 유발하며 태아의 성장발육에도 영향을 미친다. 1일 80-100g 정도를 섭취한다.

◐ 칼슘을 섭취한다. 평소 뼈째 먹는 생선 등으로 칼슘을 보급한다.

◐ 탄수화물과 지방의 섭취량을 줄인다. 동물성 지방은 줄이고, 식물성 기름은 태아의 발육에 필요한 필수지방산을 함유하므로 적당량을 공급한다.

◐ 비타민, 미네랄을 부족하지 않도록 섭취한다. 임신중독증에 걸리면 이들이 결핍되기 쉽다.

◐ 스트레스가 없는 생활을 하도록 한다. 계속되는 스트레스로 인해 고혈압이 되기 쉬우므로 유의한다.

◐ 흡연은 절대 삼가 한다.
담배의 니코틴이 혈압과, 태아의 성장에 안 좋은 영향을 미치므로 금연한다. 하루에 한 갑 이상은 위험하다.

◐ 임신 20주 이하일 때 고혈압이 되지 않으면 출산 후 42일 정도 지나면 임신중독증상이 사라져 회복되므로 다음 임신을 위해 건강관리에만 유의하면 된다.

◐ 출산 후 42일이 지나도 고혈압, 단백뇨가 있는 경우는 신장전문의로부터 진료를 받고, 다음 임신을 준비한다.

◐ 임신중독증은 1주일에 1회 체중을 재보고, 정강이 부위를 손으로 만져 보아 부종이 있는지 여부를 확인한다. 임신 20주 이후, 평소보다 혈압이 윗혈압 30mmHg 이상, 아래혈압 15mmHg 이상 오르면 주의하도록 한다.

◐ 식물섬유 식품을 섭취한다. 혈압상승을 억제하고 변비에 효과적이다.

◐ 자극이 강한 향신료, 다량의 향신료를 사용하지 않도록 한다.

(2) 적극적으로 먹어야 할 것들

1) 칼슘 식품. 생선

2) 녹황색 채소

3) 곡류, 야채, 과일

4) 단백질 식품. 우유는 하루에 1잔을 반드시 마실 것. 콩, 두부, 계란

5) 비타민 A,, 계란, 대두제품, 우유, 유제품, 곡류

6) 비타민 B 식품. 돼지고기, 계란, 대두제품, 우유, 유제품, 곡류

7) 미네랄 식품. 뼈째 먹는 생선류, 우유, 치즈, 대두

(3) 먹지 말아야 할 것들

1) 당질식품 – 사탕, 과자류

2) 동물성 단백질 – 지방이 많은 어류, 베이컨, 육류의 비계

(4) 민간요법에서의 식이요법

 먼저 임산부에게 좋은 식품들로는 다시마 및 오가피, 맨드라미, 팥가루, 잣, 흰파, 잉어, 콩, 우유, 귤, 보리, 대추, 전복, 고구마, 감자, 사과, 복숭아, 시금치, 바나나, 정어리, 쇠고기 등이 있다.

 ● 소금 및 찬 음식이나 과식은 되도록 피하면서 우유, 콩, 완두, 고구마, 감자, 및 현미, 과일 등을 골고루 섭취한다.

 ● 다시마를 1회에 1근을 달여서 10-20일간 차처럼 마시면 효과가 있다. 특히 태아의 영양섭취로 인한 갑상선 호르몬 부족현상을 막아 준다.

 ● 땅두릅의 노근을 껍질을 벗기고 말린 다음 1일 1회에 2-3근을 달여서 한 컵씩 3일 정도 복용하면 효과가 좋다. 특히 임산부의 산기에 더욱 좋다.

 ● 찹쌀 2홉으로 죽을 쑤어서 지황 생즙 낸 것을 1컵 넣고 섞어서 먹으며, 특히 태루가 심할 때 더욱 좋다.

● 잣을 까서 찧어 두고 1회에 1-2숟갈씩 물로 마신다. 특히 오한에 효과가 좋다.

● 전복 2-3개를 썰어 물 3홉으로 반이 되게 달여서 마시는데 이는 임산부의 태동에 더욱 효과가 좋다.

● 맨드라미의 줄기, 뿌리 잎을 말린 것 1포기에 물 2홉으로 반이 되게 달 여서 1일 1회씩 1주일쯤 마시면 된다. 특히 임산부의 갈증과 허해질 때 더욱 효과가 있다.

● 녹용을 태워서 술에 담아 두었다가 1-2일 지나 꺼내서 다시 태워 가루로 만든 다음 술에 타서 3-4일 마신다. 특히 임산부의 요통에도 좋으며 요도에 이상이 있을 때에 특효가 있다.

성관련 질환의
식이요법

매독을 치료하는 식이요법

매독이란 스피로헤타균이 몸속에 침입하여 심지어는 정액, 모유에 파고들어 키스만으로도 전염된다. 이것은 날카로운 균인데 여자는 음순에 멍울이 생기며 국부를 통해 가슴, 배, 수족에 장미 빛이나 누런 색깔의 반점이 나타난다.

일반적으로 매독에 좋은 식품으로는 복숭아의 벌레, 보리차, 자라껍데기, 호두나무 잎, 시금치, 은행이 있다. 치료와 예방을 위해 민간에서 처방하고 있는 식이요법은 다음과 같다.

● 복숭아 속에 기생하고 있는 벌레 5-6마리를 말려서 가루를 만들어 술에 타서 3-4회 마시면 효과가 있다.

● 호두나무 잎을 달여서 차 대신 마시면 효과가 있다.

● 시금치뿌리를 그늘에 말려서 1일 20g의 양을 물 4홉으로 달여서 3회로 나누어 마시면 효과가 좋다.

● 보리차를 진하게 끓여 차처럼 마시면 좋다.

● 자라껍데기를 태워 가루를 만들어 계란 흰자위에 개어서 부위에 붙이면 효과가 좋다.

임질을 치료하는 식이요법

임균에 의해서 요도 점막에 염증이 생겨 불쾌감이 오고 통증이 있으나 무통증인 경우도 있다. 남녀의 생식기 구조에 따라 병의 구조나 증세가 다르게 나타난다.

일반적으로 임질에 좋은 식품으로는 다시마, 질경이, 으름, 동백, 고사리, 인동, 겨자, 맨드라미, 연, 오이가 있다.

치료와 예방을 위해 민간에서 처방하고 있는 식이요법은 다음과 같다.

● 자전초와 쑥을 2:1의 비율로 넣고 감초 소량을 넣은 다음 달여서 차 마시듯 하면 효과가 좋다.

● 으름덩굴을 말려서 태워 가루를 만들어 놓고 매일 1 찻숟갈씩 1주일정도 복용하면 특효가 있다.

● 다시마 1근을 달여서 10-20일간 차처럼 마신다.

● 응달에 말린 동백꽃을 달여서 식전으로 마시면 효과가 있다.

● 하얀 맨드라미 말린 것 한줌을 물 2홉으로 반이 되게 달여서 1일 3회로 나누어 2-3일 복용한다.

● 연잎사귀 말린 것을 1회 3-4근, 물 4홉으로 반이 되게 달여서 1주일쯤 복용한다.

● 실고사리의 씨 말린 것을 1회 1-2g씩 1일 3회 보리차물로 복용하면 효과가 있다.

● 인동말린 것 20-30g를 달여서 1일 3회 나누어 3일간 마시도록 한다.

● 겨자를 1일 량 1g, 물 1-2홉으로 달여서 2-3일 식전에 복용하도록 한다.

● 오이를 두 쪽으로 갈라 씨를 빼내고 말린 것을 1회 1개씩 달여서 차 마시듯 4-5일 마시면 특효가 있다.

질병을 치료하는 식이요법 길라잡이

초판 1쇄 인쇄 2020년 3월 5일
초판 1쇄 발행 2020년 3월 10일

편 저 대한건강증진치료연구회
발행인 김현호
발행처 법문북스(일문판)
공급처 법률미디어

주소 서울 구로구 경인로 54길4(구로동 636-62)
전화 02)2636-2911~2, **팩스** 02)2636-3012
홈페이지 www.lawb.co.kr

등록일자 1979년 8월 27일
등록번호 제5-22호

ISBN 978-89-7535-820-3 (03510)

정가 16,000원

이 도서의 국립중앙도서관 출판예정도서목록(CIP)은 서지정보유통지원시스템 홈페이지(http://seoji.nl.go.kr)와 국가
자료종합목록 구축시스템(http://kolis-net.nl.go.kr)에서 이용하실 수 있습니다. (CIP제어번호 : CIP2020006879)